Pflege PRAXIS

Angela Paula Löser

Betreuungsberichte schnell und kompakt formulieren

So beschreiben Sie Ihre Beobachtungen neutral und nachvollziehbar

2. Auflage

Viele Fallbeispiele

schlütersche

Angela Paula Löser ist Diplom-Pädagogin (Dr. phil.), Lehrerin für Pflegeberufe, Fachkrankenschwester für Pflege in der Onkologie und in Palliative Care. Sie ist als interne Auditorin sowie freiberufliche Dozentin tätig und verfügt über mehr als 30 Jahre an praktischer Erfahrung in der Pflege und Betreuung.

»Mit etwas Know-how werden auch Ihre Berichte richtig gut.«

ANGELA PAULA LÖSER

Bibliografische Information der Deutschen Nationalbibliothek
Die Deutsche Nationalbibliothek verzeichnet diese Publikation in der Deutschen Nationalbibliografie; detaillierte bibliografische Daten sind im Internet über http://dnb.de abrufbar.

ISBN 978-3-8426-0801-6 (Print)
ISBN 978-3-8426-8981-7 (PDF)
ISBN 978-3-8426-8982-4 (EPUB)

2. Auflage

Titelbild: Robert Kneschke - stock.adobe.com
Covergestaltung und Reihenlayout: Lichten, Hamburg
Druck und Bindung: Salzland Druck GmbH & Co. KG, Staßfurt

Inhalt

Vorwort

Innerhalb der verschiedenen Gesundheitseinrichtungen arbeiten unterschiedliche Berufsgruppen in einem Netzwerk zusammen. Sie alle haben dasselbe Ziel: ein gutes Angebot für den Betreuten, angepasst an seine individuelle Situation und auf seine Bedürfnisse zugeschnitten.

Natürlich hat dabei jede Berufsgruppe zunächst ihre eigene Sichtweise und trifft die Entscheidungen im Hinblick auf ihr eigenes Handlungsfeld. Daneben gibt es aber Wechselwirkungen mit den Handlungsfeldern der anderen Berufsgruppen. Um das Gesamtziel zu erreichen, die bestmögliche Pflege-, Betreuungs- und Versorgungssituation und ein weitgehendes Wohlbefinden des Betroffenen, müssen die Mitarbeiter der verschiedenen Berufsgruppen eng zusammenarbeiten.

Nicht immer gibt es dabei die Zeit für einen intensiven mündlichen Austausch. Deshalb ist der Pflege- und Betreuungsbericht die ideale Form, in der alle Berufsgruppen ihre Beobachtungen vermerken und die der jeweils Anderen lesen können.

Alle Berufsgruppen, die Leistungen im Rahmen des Sozialen Gesetzbuches XI (SGB XI), also durch die Pflegeversicherung finanziert, erbringen, werden hinsichtlich ihrer erbrachten Maßnahmen, der Angemessenheit und der Qualität durch den Medizinischen Dienst der Krankenversicherung (MDK) überprüft.

Zusätzliche Betreuungskräfte haben gemäß der §§ 43b Abs. 8 und 85 Abs. 8 SGB XI die Aufgabe, *»in enger Kooperation mit den Pflegekräften und den Pflegeteams die Betreuungs- und Lebensqualität von Pflegebedürftigen in stationären Pflegeeinrichtungen zu verbessern.«*[1]

---

[1] GKV-Spitzenverband (2016): Richtlinien nach § 53c SGB XI zur Qualifikation und zu den Aufgaben von zusätzlichen Betreuungskräften in stationären Pflegeeinrichtungen (Betreuungskräfte-RL) vom 19. August 2008 in der Fassung vom 23. November 2016, S. 3

Um diese Zielsetzung zu erreichen werden den Betreuungskräften spezifische Handlungsfelder zugesprochen:

Sie sollen

- Beschäftigung, »Zuwendung, zusätzliche Betreuung und Aktivierung« anbieten,
- »mehr Austausch mit anderen Menschen und
- mehr Teilhabe am sozialen Leben in der Gemeinschaft« ermöglichen,

um dem Menschen »eine höhere Wertschätzung« entgegenzubringen. Außerdem sollen sie den Betroffenen, die nicht alle pflegebedürftig sind, für Gespräche über Alltägliches und ihre Sorgen zur Verfügung stehen, ihnen durch ihre Anwesenheit Ängste nehmen sowie Sicherheit und Orientierung vermitteln.«[2]

In diesem Buch geht es um das Schreiben von Betreuungsberichten für Betreuungskräfte, Alltagsbegleiter oder andere nach § 45 SGB XI tätige Menschen.

Ich möchte Ihnen zeigen,

1. welche Beschreibungsbereiche wichtig sind und
2. welche Anforderungen an angemessene und gute Formulierungen gestellt werden.

Meine Ausführungen orientieren sich grundsätzlich an den Zielen und Handlungen, wie sie in der Betreuungskräfterichtlinie beschrieben werden.

Das erwartet Sie:

- Kapitel 1 zeigt Ihnen die Ziele des Betreuungsberichts, erklärt also das Warum und Wieso.
- Kapitel 2 enthält die Merkmale an einen Betreuungsbericht. Die müssen Sie kennen, damit Ihr Bericht ein Bericht und keine Erzählung wird.

---

[2] Ebd.

- Kapitel 3 enthält grundsätzliche Informationen zu den einzelnen Beschreibungsbereichen. Wichtig ist dies für alle, die sich grundsätzlich orientieren wollen.
- Kapitel 4 zeigt Ihnen, was alles schieflaufen kann. Kein Grund zur Besorgnis: Wenn Sie die häufigsten Fehler kennen, können Sie sie vermeiden!
- Kapitel 5 zeigt Ihnen in Tabellenform konkrete Beispiele für geeignete bzw. ungeeignete Einträge in Betreuungsformen. Wichtig, damit Sie sich schnell überprüfen können.
- Die Kapitel 6–9 geben Ihnen einen groben Überblick über den Zusammenhang zwischen Ihrer Arbeit (und Ihrem Betreuungsbericht) und der Gesamtsituation Ihrer Einrichtung.

Der besseren Lesbarkeit halber spreche ich bei den zu Betreuenden immer von »Betroffenen«. Hierunter fallen in der ambulanten Pflegesituation Patienten, in stationären Altenpflegeeinrichtungen Bewohner, in Hospizen und Tagespflegeeinrichtungen Gäste. In verschiedenen Einrichtungen wird auch der Begriff »Kunde« verwendet.
Betreuungskräfte bezeichne ich als »Mitarbeiter der Sozialen Betreuung« oder »Betreuungsmitarbeiter bzw. Betreuungskräfte«.

Wichtig **Beachten Sie das Qualitätsmanagement-Handbuch**

Welche Bereiche in Ihrer Einrichtung besonders intensiv zu beschreiben oder ob es Schwerpunktbereiche gibt, erfahren Sie aus dem Qualitätsmanagement-Handbuch Ihrer Einrichtung. Werfen Sie also mal einen Blick hinein, ehe Sie sich an den Betreuungsbericht setzen!

Ich habe mich bemüht, alle wichtigen Themen rund um die Betreuung zu beschreiben. Als Autorin bin ich dankbar für alle Anregungen, konstruktiv angebrachte kritische Äußerungen und auch über jede positive Rückmeldung.

Duisburg, im März 2019 Angela Paula Löser

Einführung: Der Betreuungsbericht

Definition **Betreuungsbericht**

Wie der Begriff »Betreuungsbericht« schon sagt, handelt es sich um einen Bericht, in dem es um die Betreuung, konkret: um die Beschäftigung, Aktivierung und Betreuung von Menschen vor allem in stationären Einrichtungen, ambulanten Pflegediensten, Hospizen und Tagespflegen geht.

Neben den Bedürfnissen, Fähigkeiten und Problemen und Risiken des Menschen, die vor einer Betreuung erfasst werden müssen, geht es auch um die Beschreibung von Wirkungen, Entwicklungen und Reaktionen des Betreuten auf die Angebote. Diese können sich im Verlauf der Zeit ändern, da sich ggf. auch der Zustand des Menschen, seine Kräfte und Möglichkeiten, aber auch seine Einschränkungen und Risiken oder seine Bedürfnisse und Wünsche verändern können.

Mit Einführung der §§ 45 und 87b SGB XI im Jahr 2009 erhielt das Handlungsfeld der (Sozialen) Betreuung, Beschäftigung und Begleitung mehr Beachtung. Neben den immer schon vorhandenen Leistungsangeboten, die durch die Mitarbeiter der Sozialen Betreuung und im weiteren Sinne auch durch die Pflegemitarbeiter erbracht wurden, war es das Ziel dieses Gesetzes, den pflegebedürftigen Menschen ein verbessertes Angebot an niederschwelligen Betreuungsangeboten zu ermöglichen. In der aktuellen Betreuungskräfterichtlinie aus dem Jahr 2016 werden die Informationen unter dem § 53c SGB XI beschrieben.

1 Ziele des Betreuungsberichts

Eigentlich müsste hier vom Pflege- und Betreuungsbericht die Rede sein, denn die verschiedenen Berufsgruppen sollen alle in einem gemeinsamen Bericht dokumentieren. So kann jeder Mitarbeiter auch die Einträge der anderen Berufsgruppe nachlesen und sich ein ganzheitliches Bild machen. Trotzdem spreche ich in diesem Buch konsequent vom Betreuungsbericht, weil der Begriff sich flüssiger lesen lässt und weil ich die spezifischen Inhalte der Betreuung beschreibe.

Der Betreuungsbericht nimmt den Pflegebedürftigen in den Blick. Die Mitarbeiter können

- bei akut auftretenden Problemen beim Betroffenen Art, Umfang, ggf. Ursachen und Verlauf des Problems erkennen (auch wichtig für die Pflegegradeinstufung (▸ Kap. 3),
- Veränderungen im Bereich der Selbstständigkeit beschreiben (so können ihre Kollegen aus anderen Berufsgruppen prüfen, ob sie dies auch so sehen und ob ggf. sogar ein Verschlechterungsantrag (Pflegegrad) gestellt werden muss),
- Wirkungen nachlesen, die unmittelbar während des Angebots aufgetreten sind (also die Eignung des Angebotes erkennen),
- Reaktionen der Betroffenen nachvollziehen, die sich evtl. erst später gezeigt haben (manchmal zeigt sich insbesondere bei Menschen mit Demenz eine Wirkung erst nach Beendigung der Maßnahme oder sogar Stunden später),
- Zeitpunkte im Tagesverlauf erkennen, zu denen bestimmte Probleme oder Phänomene beim Betroffenen wiederholt oder regelhaft auftreten (z. B. Lauftendenz, häufig beginnend ab 15:00 Uhr),

- generell immer, aber besonders in der Sterbephase, die Wirkung von Maßnahmen erkennen, die zu geäußertem oder erkennbarem Wohlbefinden führen (so können alle Berufsgruppen durch Lesen von solchen Erfahrungen profitieren und dem Sterbenden gut helfen, bzw. können Angehörige zu entsprechenden Maßnahmen angeleitet werden),
- Situationen mit herausforderndem Verhalten erkennen und verstehen (ggf. können Ursachen, die ein bestimmtes Verhalten des Betroffenen verstärken oder reduzieren bzw. beheben, später gezielt in der Planung genutzt werden),
- zuvor nicht geplante, aber aktuell nötige Angebote erkennen.

Zum anderen **geht der Betreuungsbericht über die konkrete Betreuungsarbeit hinaus:**

- Der Betreuungsbericht ist **Gesprächsgrundlage**. In Gesprächen mit Angehörigen kann diesen anhand des Berichts aufgezeigt werden, welche Angebote dem Pflegebedürftigen gemacht wurden, woran dieser tatsächlich teilgenommen hat und welche Reaktion sich zeigte. Kritische Äußerungen, dass nichts gemacht würde, dass der Betroffene vergessen wird, können so entkräftet werden.
- Der Betreuungsbericht ist **qualitätsrelevant**. Das Wohlbefinden ist ein Qualitätsindikator dafür, dass eine gute Versorgungsqualität vorliegt. Dies gilt insbesondere bei Menschen mit Demenz.
- Der Betreuungsbericht ist **teamrelevant**. Die Zusammenarbeit der verschiedenen Berufsgruppen kann hier nachvollzogen werden, wenn z. B. der Mitarbeiter der Pflege den Mitarbeiter der Sozialen Betreuung informiert, dass ein Betroffener trauert und er mehr oder aktuell eine Begleitung benötigt. Ebenso können die Rückmeldungen von der Betreuungskraft an die Pflegefachkraft gehen.
- Der Betreuungsbericht ist **Nachweis**. Die PDL kann wertvolle Informationen sichten und ggf. im Gespräch nutzen, wenn es z. B. zu Beschwerden gekommen ist.
- Der Betreuungsbericht ist ein **Dokument**. Ihm können z. B. Informationen zur juristischen Absicherung entnommen werden, wenn etwa nach einem Sturzereignis erkennbar ist, dass der Betroffene entsprechende Angebote zur Sturzprophylaxe bekam, (z. B. eine Begleitung) er diese jedoch abgelehnt hat (oder der Sturz trotzdem erfolgte).

- Der Betreuungsbericht ist **handlungsrelevant**. Er enthält auch wichtige Informationen für ethische Fallbesprechungen (hat z. B. die Betreuungskraft nach Aussage eines Betroffenen wiederholt dessen Äußerungen »Ach, würde der Herrgott mich doch holen« eingetragen, wäre erkennbar, dass sich der Betroffene mit seinem Lebensende beschäftigt oder er dieses sogar herbeisehnt (Lebenssattheit).

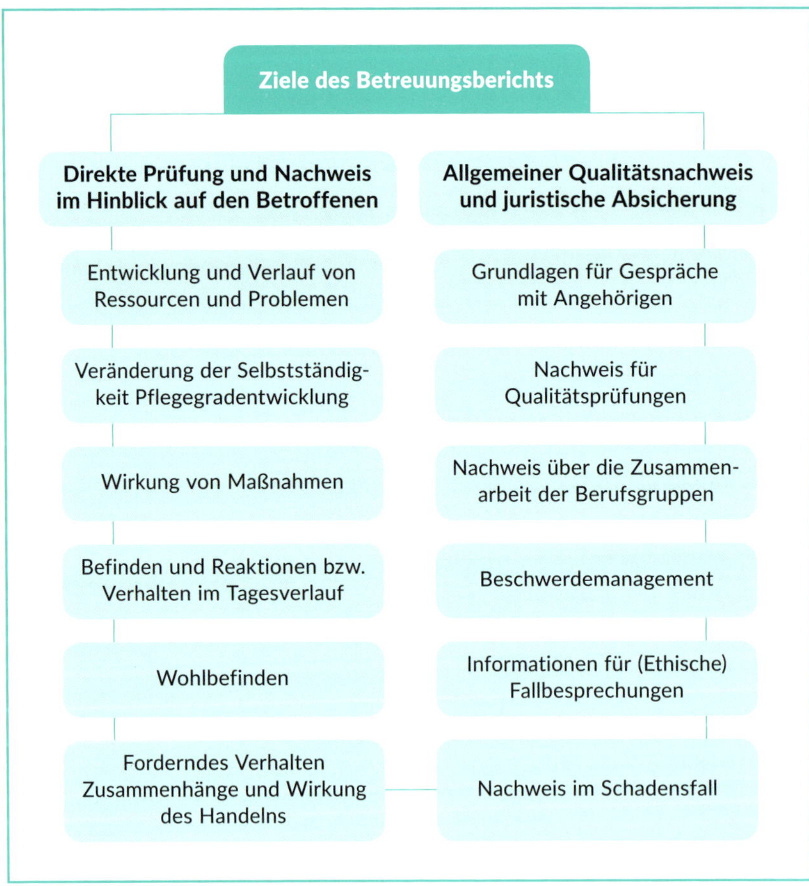
Ziele des Betreuungsberichts
Direkte Prüfung und Nachweis im Hinblick auf den Betroffenen
Allgemeiner Qualitätsnachweis und juristische Absicherung
Entwicklung und Verlauf von Ressourcen und Problemen
Grundlagen für Gespräche mit Angehörigen
Veränderung der Selbstständigkeit Pflegegradentwicklung
Nachweis für Qualitätsprüfungen
Wirkung von Maßnahmen
Nachweis über die Zusammenarbeit der Berufsgruppen
Befinden und Reaktionen bzw. Verhalten im Tagesverlauf
Beschwerdemanagement
Wohlbefinden
Informationen für (Ethische) Fallbesprechungen
Forderndes Verhalten Zusammenhänge und Wirkung des Handelns
Nachweis im Schadensfall

Abb. 1: Ziele des Betreuungsberichts.

2 Merkmale eines guten Betreuungsberichts

Ein guter Betreuungsbericht unterscheidet sich von einer Erzählung und zeigt verschiedene Merkmale, die ich Ihnen im Folgenden erläutere.

2.1 Kurze, knappe und nachvollziehbare Beschreibung (»ZDF« und »ARD«)

Der Betreuungsbericht heißt Bericht, weil er kurz und knapp geschrieben ist und nur wesentliche Informationen aufzeigt. Hier unterscheidet er sich von einer Erzählung, in der es oft um ausschmückende und in emotionaler Weise vorgetragene Informationen handelt. Der Bericht ist frei von wertenden Einträgen und zeigt mit ZDF (Zahlen, Daten, Fakten) genau die Informationen, die der Leser benötigt und die ihm ein klares und eindeutiges Bild verschaffen. Begriffe mit »Gummibandcharakter«, wie »gut«, »schlecht«, »ausreichend«, »mehr« oder »weniger«, »je nach Tagesform«, »... ging es gut« usw. sind mit einem deutlichen Interpretationsspielraum verbunden. Der Leser kann keine klare Vorstellung von dem, was wirklich war, gewinnen. Solche Begriffe dürfen daher nicht verwendet werden.

Umgekehrt sollen keine Romane geschrieben werden. Alle Einträge sind in kurzer, knapper Form zu schreiben (▸ Kap. 8).

Es gibt auch Begriffe, die mehrdeutig sind. Ebenso wie verallgemeinernde und wertende Einschätzung des Betroffenen. Aussagen wie »Frau XY ist aggressiv, depressiv, verwirrt, unruhig oder ungepflegt« beinhalten allgemeine oder sogar wertende Anteile. Wird ein Betroffener so beschrieben, wird ggf. in der Folge mehrerer solcher Einträge der Neurologe angerufen und es folgt eine Behandlung mit Psychopharmaka, also Medikamenten, die die psychische Gefühlslage verändern. Dabei hätte es vielleicht eher geholfen, hinzuschauen oder hinzuhören, warum der Betroffene so reagiert, wie er reagiert.

Fazit **Eindeutig, nachvollziehbar & wertfrei**

Alle Einträge im Betreuungsbericht müssen eindeutig, nachvollziehbar und wertfrei sein. Die Regel heißt hier ARD (Aber Richtig Dokumentieren). Beispiele finden Sie in ▶ Kap. 4.2.7 und ▶ Kap. 5.

2.2 Erkennbare Zusammenhänge

Das Verhalten eines Menschen lässt sich erst dann verstehen, wenn Zusammenhänge zwischen einer bestimmten Situation oder Bedingungen, die eine Reaktion ausgelöst haben, aufgezeigt werden. Es gibt nahezu keine Reaktion bei einem Menschen, ohne dass ein Auslöser besteht. Solche Auslöser, die auch als Trigger bezeichnet werden, können in der Situation, in den Rahmenbedingungen der Umgebung, in der Art des Handelns der Betreuungskraft, im Gespräch oder in gemeinsamen Aktivitäten mit anderen Menschen liegen. Möglicherweise ist auch ein zu hohes Maß an Reizen verantwortlich oder ein unbequemer Stuhl, auf dem der Betroffene nicht mehr sitzen kann.

Fazit **Achten Sie auf Zusammenhänge!**

- Wann oder wodurch ist etwas besser geworden?
- Wann oder wodurch ausgelöst wurde etwas schlimmer?
- Durch welche Faktoren wird etwas überhaupt ermöglicht oder verhindert?

Beschreiben Sie immer die Situation, den Zusammenhang und die Reaktion des Betroffenen. Zeigt der Betroffene Anzeichen von Abwehr, Traurigkeit oder andere Reaktionen, die erkennen lassen: »Hier müssen wir etwas tun ...« können folgende Informationen wichtig sein:

- Bei welcher Situation oder Handlung oder bei welchem Angebot zeigte der Betroffene das Verhalten?
- Welches Verhalten zeigte er konkret? Was hat der Betroffene gesagt, an Verhalten oder Anzeichen gezeigt?
- Um welche Uhrzeit zeigte sich das Verhalten? Lässt sich ein klarer Auslöser erkennen? Prüfen und beschreiben Sie den Zusammenhang zwischen Ursache und Wirkung.
- Bei welcher Person zeigte sich das Verhalten? (Prüfen Sie personenabhängige Zusammenhänge, Auswirkung von Sympathie oder Antipathie)
- Wie reagierte der Betroffene, als die Handlung unterbrochen oder beendet wurde?
- Welche Bedingungen führten zu einer Verbesserung oder Verschlimmerung?
- Zeigte sich zu einem späteren Zeitpunkt oder bei einer anderen Handlung oder bei einer anderen Person eine andere Reaktion?
- Gibt es biografische Informationen (Vorlieben, Abneigungen oder Rituale, die sich aus der Lebensgeschichte des Betroffenen ergeben haben), die als Ursache in Frage kommen?

Fazit **Prüfen und beschreiben**

- Wie hat der Betroffene in welcher Situation oder unter welchen Bedingungen und wann reagiert?
- Was wurde getan oder angeboten?
- Welche Reaktionen zeigten sich dann?
- Hat sich sein Verhalten geändert?

2.3 Konkrete Ursachenanalyse

Bei neu auftretenden Problemen, sich verändernden Reaktionen und Verhaltensweisen oder kurz gesagt: wenn etwas anders ist als sonst, sollten Sie neben der Beschreibung des Verhaltens oder des Problems immer eine Ursachenanalyse vornehmen. Hierbei sind folgende Fragen zu stellen:

1. Welche Ursache kann es für die Veränderung geben? Benennen Sie die überprüften Ursachen konkret. Warum ist es jetzt so? Warum reagiert der Betroffene jetzt so und so oder warum bleibt die angestrebte Reaktion aus? Es reicht nicht aus, hier allgemein zu schreiben »... weil das Angebot der Rätselrunde heute anders gemacht wurde als sonst ...« Was war konkret anders?
2. Gab es ggf. mehrere Ursachen, die zeitgleich wirkten? Wurde z. B. ein Angebot in einem anderen Raum und von einer anderen Person durchgeführt? Es ist wichtig, dass Sie sich immer fragen: »Was war heute wirklich anders als sonst?« Wenn Sie bei mehreren gleichzeitig einwirkenden Ursachen keinen eindeutigen Auslöser ermitteln können, sollten Sie zunächst einen vermuteten Auslöser verändern und das Verhalten des Betroffenen beobachten. Zeigt sich das Problem weiterhin, verändern Sie einen anderen vermuteten Auslöser, um so nach und nach den Auslöser für das problematische Verhalten des Betroffenen zu erkennen und dieses zu verändern.

Die Ursachen sollten Sie vor allem in den äußeren Rahmenbedingungen **(= extrinsische Faktoren)** suchen, weil sich diese eher verändern lassen. Erst, wenn sich hier kein Grund finden lässt, wird nach Ursachen, die im Betroffenen liegen **(= intrinsische Faktoren)**, gesucht. Im Versuch werden dann die externen Faktoren nach und nach geändert und so versucht herauszufinden, was die Ursache war. Verändert sich das Verhalten des Betroffenen, ist die Ursache wahrscheinlich gefunden und behoben.

Veränderungen äußerer Rahmenbedingungen wären z. B.:

- anderes Angebot: Auch wenn nur kleine Veränderungen vorgenommen wurden, z. B. andere Reihenfolge der Lieder beim Singkreis.

- anderer Raum: Insbesondere bei Räumen, die nicht auf dem Wohnbereich des Betroffenen liegen, können sich Anzeichen von Unruhe, Lauftendenz und Abwehr zeigen, weil er hier ein Fremdheitsgefühl verspürt.
- andere Person: Ist der Betroffene die Durchführung des Angebots durch immer dieselbe Person gewöhnt, kann er sich ggf. nicht ohne weiteres auf eine andere Betreuungskraft umstellen. Biografisch geprägte Erinnerungen oder auch Antipathie und Sympathie gegen oder für eine Person können z. B. das Verhalten prägen.
- andere Sitzordnung: Sitzt der Betroffene neben einem anderen Menschen, als er es sonst gewohnt ist oder ist die Tischordnung anders gestellt, kann dies zu Anzeichen von Unsicherheit führen.
- andere Tageszeit: Der Betroffene ist es gewöhnt, dass ein Angebot immer zur selben Zeit durchgeführt wird. Eine Veränderung kann seine gewohnte Wochen- oder Tagesstruktur stören und sein Verhalten verändern. Insbesondere bei Menschen mit Demenz bestehen hier Anpassungsprobleme. Sie können keine Übergänge[3] bewältigen. Der Abbau von Fähigkeiten und Kräften kann dazu führen, dass die bisherige Tagesstruktur den Betroffenen überfordert und er nun häufigere Pausen oder kürzere bzw. andere Angebote benötigt, einen anderen Ablauf oder eine andere Art des vorangegangenen Angebots. War dies anders als sonst, kann sich die schon dort entstehende Unsicherheit jetzt im Betreuungsangebot zeigen (z. B. wenn der Arzt Blut abgenommen hat).

2.4 Darstellung wichtiger Informationen

Der Betreuungsbericht dient dazu, Ihren Kollegen und Kolleginnen der eigenen oder einer anderen Berufsgruppe wesentliche Informationen zu geben. Deshalb sollte der Bericht keine überflüssigen Informationen beinhalten, die das Filtern der wichtigen Daten erschweren.

---

[3] Übergänge werden hier verstanden als das problemlose Abschließen einer Tätigkeit und das unproblematische, sich anknüpfende Beginnen einen anderen Tätigkeit.

Tipp

Fragen Sie sich:

- Was ist wichtig für meine Kollegen?
- Was sollten sie wissen?
- Oder auch: Was kann ich weglassen, weil es nur überflüssiger Ballast ist?

Die Informationen sollten auch dazu dienen, juristische Fragestellungen beantworten zu können: Was wurde bei einem bestimmten Problem gemacht? Wie haben die Mitarbeiter gehandelt? Wie wurde mit einem bestimmten Phänomen im weiteren Prozess umgegangen?

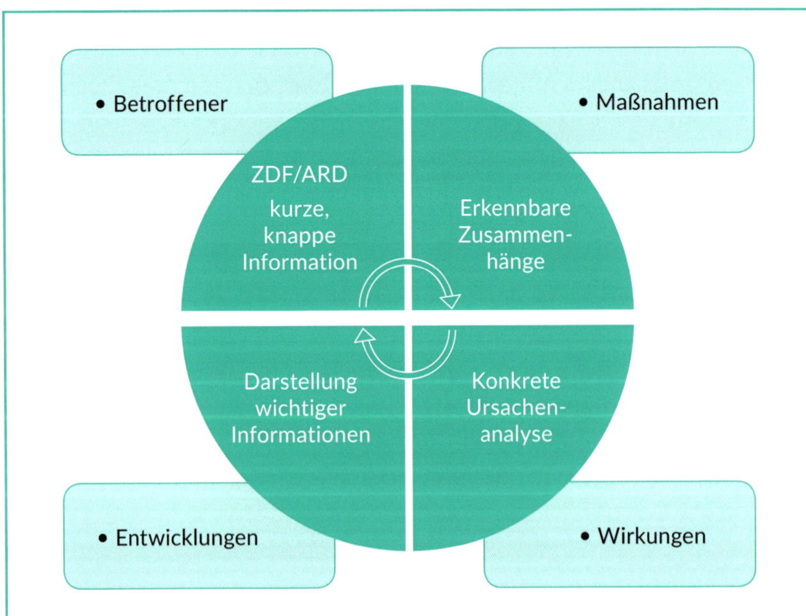

Abb. 2: Merkmale eines guten Betreuungsberichts.

2.5 Informationen erfassen und beschreiben

Der Betroffene, d. h. der Bewohner im Pflegeheim, der Gast in der Tagespflege, der Patient in der ambulanten Pflege ist der Experte seines eigenen Lebens. Eigentlich weiß nur er selbst, wie er sich fühlt, was ihn erfreut oder bedrückt. Er selber kann auch am besten sagen, welche Ursache für eine Stimmungslage oder ein Verhalten bei ihm verantwortlich ist.

Heute sind in den Pflegeeinrichtungen, in denen alte, kranke Menschen gepflegt, betreut und versorgt werden, 60–80 Prozent der Betroffenen an gerontopsychiatrischen Erkrankungen erkrankt oder befinden sich im Zustand schwerer und schwerster Pflegebedürftigkeit. Diese Zustände führen dazu, dass die Betroffenen oftmals nicht mehr selbstständig reflektieren oder beschreiben können, wie es ihnen geht, welche Ursachen sie selbst für ihre Verfassung sehen und was sie möchten oder nicht möchten (Bedürfnisse).
Insbesondere Wohlbefinden, Angst, Zufriedenheit oder andere Empfindungen der Seele sind innere Zustände oder Befindlichkeiten, die nicht ohne weiteres von außen festzustellen sind. Es gibt auch keine technischen Messinstrumente, mit denen das Wohlbefinden zu messen ist. Hier bedarf es einer sensiblen und genauen Analyse bzw. Erhebung von Aussagen oder Indizien durch den Mitarbeiter.

Hier liegt zugleich die zweite Schwierigkeit: Jeder Mensch, der etwas beobachtet, bewertet und interpretiert immer schon und hält das, was er festgestellt hat, für die Wahrheit und Realität. Eine solche gibt es aber nicht, es ist immer nur eine individuelle Wahrnehmung. Durch Befragen und mehr noch durch Beobachten kommen Sie hier weiter!

2.6 Befragen und Beobachten

Es gibt unterschiedliche Methoden:

1. **Befragung des Betroffenen** (Abfrage einer Selbsteinschätzung): Aussagen des Betroffenen müssen immer als objektiv angesehen werden, auch wenn dieser ggf. nicht die Wahrheit sagt.

Dokumentiert werden Aussagen, die der Betroffene selbst machte, in wörtlicher Rede. (»Frau K. sagte: »Ich fühle mich hier wohl. Besonders das Baden ist schön. Das konnte ich zu Hause nicht mehr allein.«)

2. **Verhaltensbeobachtung** (Beobachtung von Mimik, Gestik, Körperspannung, Reaktionen und Verhaltensweisen des Betroffenen): Beschreiben Sie, was Sie gesehen, gehört, gerochen oder mit Ihren Händen gefühlt haben. (»Frau K. hatte einen traurigen Gesichtsausdruck, ... weinte als, ich ihr ... erzählt habe.«)
   Vegetative Symptome (Beobachtung und Kontrolle von Symptomen, die durch das vegetative (nicht willentlich steuerbare) Nervensystem ausgelöst werden): Anzeichen des vegetativen Nervensystems sind etwa Stresszeichen wie schneller Puls, Blutdruckanstieg, Schwitzen (kleinperlig, kalt und ggf. riechend), schnellere und oberflächlichere Atmung, große Pupillen. Entspannung kann sich als das Nachlassen der Symptome äußern.

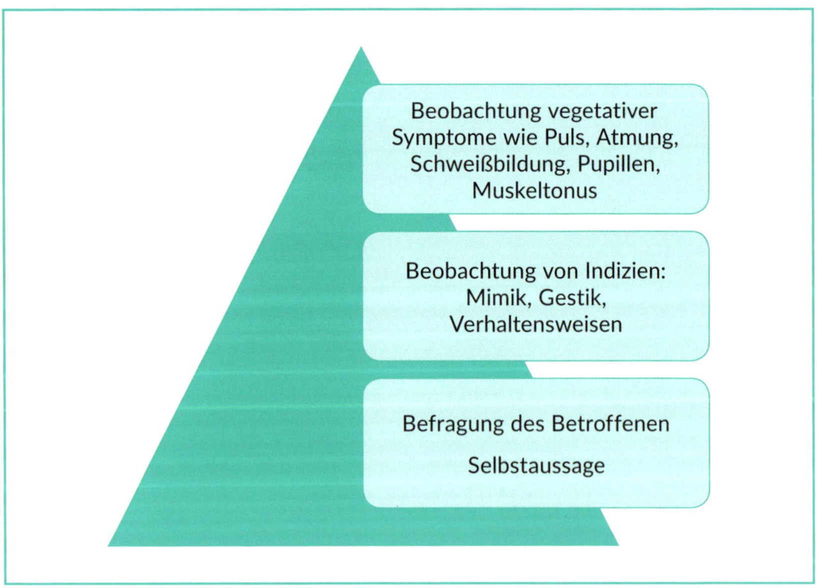

Abb. 3: Möglichkeiten zur Erhebung und Beschreibung von Erkenntnissen.

Fazit **Der Betroffene ist der beste Auskunftgeber**

Die Befragung des Betroffenen, seine eigenen – in wörtlicher Rede notierten – Aussagen sind der beste Weg, Aussagen möglichst genau aufzunehmen. Die Gefahr der Interpretation ist dabei am niedrigsten.

Geht dies nicht, werden Beobachtungen durchgeführt: während der Maßnahme, außerhalb der Maßnahme und im gesamten Tagesverlauf. Verändert sich hier etwas, wird geprüft, ob es sich eher um Veränderungen handelt, die auf eine Verbesserung des Wohlbefindens oder eines Zustandes beim Betroffenen hinweist oder eher um eine Verschlechterung.

Info

Bei einer Beobachtung werden der Zustand oder das Verhalten des Betroffenen in einer bestimmten Situation oder die Wirkung einer Maßnahme beschrieben, einschließlich der Indizien, die sie ausgelöst haben (Sherlock-Holmes-Muster).

Beschreiben Sie immer die Zusammenhänge, um Ursache-Wirkungs-Beziehungen zu klären und Indizien für eine geeignete Umgebungsgestaltung und Maßnahmenplanung zu gewinnen.

Vermutungen, mit denen Aussagen über Seelenzustände wie z. B. zum Wohlbefinden gemacht werden, sind nicht zulässig.

- »Frau K. wollte ...« (Woher weiß man, was sie wollte?)
- »Frau K. lehnte ab ...« (Wie wurde abgelehnt?)

Tab. 1: Ungeeignete und geeignete Einträge im Betreuungsbericht

Ungeeignete Einträge	Fragen/Ursachenanalyse	Geeignete Einträge
Frau K. wollte nicht an der Bingo-Runde teilnehmen.	Woran war das Nicht-Wollen erkennbar? Wollte sie generell nicht am Bingo-Spiel teilnehmen oder lehnte sie nur einen bestimmten Prozess ab (z. B. die Reihenfolge der Teilnahme?)	**Selbstaussage:** Frau K. sagte, sie will nicht an der Bingo-Runde teilnehmen. Sie habe noch nie etwas gewonnen und nun hätte sie keine Lust mehr. Mein Angebot: »Ich helfe Ihnen die Zahlen zu finden, wir machen das zusammen ...« nahm sie an und spielte dann mit. **Beobachtung:** • Frau K. wehrte mich mit der Hand ab, als ich sie zum Bingo-Spiel mitnehmen wollte. • Frau K. warf wiederholt den Zahlenzettel vom Tisch, als sie am Bingo-Spiel teilnahm und rief immer wieder: »Lass mich!«
Herr Z. wollte heute am Marktbesuch teilnehmen.	Woran war das Wollen erkennbar? Nimmt er generell immer am Marktbesuch teil oder war es heute das erste Mal?	**Selbstaussage:** Herr Z. fragte mich heute beim Frühstück, ob wir ihn mit zum Marktbesuch mitnehmen könnten. Er wollte sich Mandarinen kaufen. Habe ihm zugesagt. Zeigte beim Marktbesuch großes Interesse an verschiedenen Früchten, fragte die Marktfrau, wie diese hießen. **Beobachtung:** Herr Z. zeigte heute um 9:00 Uhr immer wieder auf die Mandarinen, die auf dem Tisch standen, dann auf einen Supermarktprospekt und nach draußen. Auf meine Frage, ob er zum Markt wolle, nickte er mit dem Kopf.

3 Die Anforderungen in den verschiedenen Beschreibungsbereichen

3.1 Verwendung des Strukturmodells und der SIS®[4]

Das Strukturmodell wurde vor allem deshalb entwickelt, um die Pflegedokumentation zu verschlanken und Zeit zu sparen. Doppelte Beschreibungen in verschiedenen Bereichen oder wiederholte Berichtseinträge ohne konkreten Anlass sollten unterbleiben, damit die Pflegekräfte mehr Zeit für die direkte Pflege haben.

Nicht dokumentiert werden sollen:

- Informationen, die bereits in der Informationssammlung (SIS®) beschrieben sind, etwa Wünsche und Bedürfnisse des Betroffenen, vorhandene Fähigkeiten oder Einschränkungen sowie die Ergebnisse des Aushandlungsprozesses.
- In der Handlungsplanung vorgeplante und anschließend durchgeführte Maßnahmen. Hierbei gilt das **»Immer-so-Prinzip«**. Dies bedeutet: Wenn ein Plan besteht, wird davon ausgegangen, dass dieser bei Einwilligung durch den Betroffenen auch immer umgesetzt wird. In diesem Fall müssen weder die Maßnahme quittiert noch Einträge im Bericht vorgenommen werden (Unsinnige Doppel-Dokumentation).

[4] Unter SIS® versteht man die Strukturierte Informationssammlung, die im Rahmen des Strukturmodells zur Entbürokratisierung der Pflegedokumentation als erste Phase des Regelkreises der Pflege- und Betreuungsplanung, d.h. zur Informationserhebung, genutzt wird.

Sinnvoll ist ein Eintrag aber, wenn Wirkungen der Maßnahme beobachtet werden und diese Informationen auch für andere Mitarbeiter wichtig erscheinen. Auch wenn die vorgeplante Maßnahme anders als sonst durchgeführt wird, sollten Sie dies dokumentieren. Sind Maßnahmen nicht vorgeplant oder nur als Oberbegriff beschrieben, wie z. B. Basale Stimulation®, Spielerunde o. Ä., wäre tagesaktuell zu beschreiben, was genau angewendet wurde. Insofern empfiehlt es sich, in der Handlungsplanung möglichst konkret zu beschreiben:
Welche Art von Maßnahme soll

- ggf. in welcher Art oder mit welchem Ablauf
- ggf. mit welchem Material
- zu welcher Uhrzeit
- wie lange

angewendet werden? Kommt es dann zu Veränderungen oder Abweichungen, müssen Sie entsprechende Einträge im Bericht vornehmen.

Nutzen Sie in Ihrer Einrichtung ein Dokumentationssystem, gilt: Berichtseinträge werden vor allem vorgenommen bei

- Maßnahmen, die nicht vorgeplant sind, also tagesaktuell angewendet werden,
- Abweichungen in der Maßnahmendurchführung im Vergleich zur geplanten Maßnahmen (andere Maßnahme, andere Durchführung: z. B. andere Zeit, anderer Ort, andere Vorgehensweise, anderes Material),
- Besonderheiten wie Reaktionen des Betroffenen auf besondere Feste und Feiern oder auf andere Maßnahmen,
- veränderte Reaktionen des Betroffenen im Alltag oder bei Angeboten, an denen er auch sonst teilnimmt (z. B. plötzliche Ablehnung),
- Veränderungen in den Kompetenzen bzw. Ressourcen,
- Veränderungen von Problemen und Einschränkungen,
- veränderte Bedürfnislage (Betroffener möchte plötzlich etwas, was er sonst nicht wollte oder lehnt etwas ab, was er immer gern angenommen hat),
- Aussagen der Angehörigen, die einen Einfluss auf die Versorgung des Betroffenen haben (z. B. Vorlieben, Abneigungen und Gewohnheiten),
- Mitteilungen an Mitarbeiter anderer Berufsgruppen (z. B. Informationen an die Küche, Pflege, den Hausmeister).

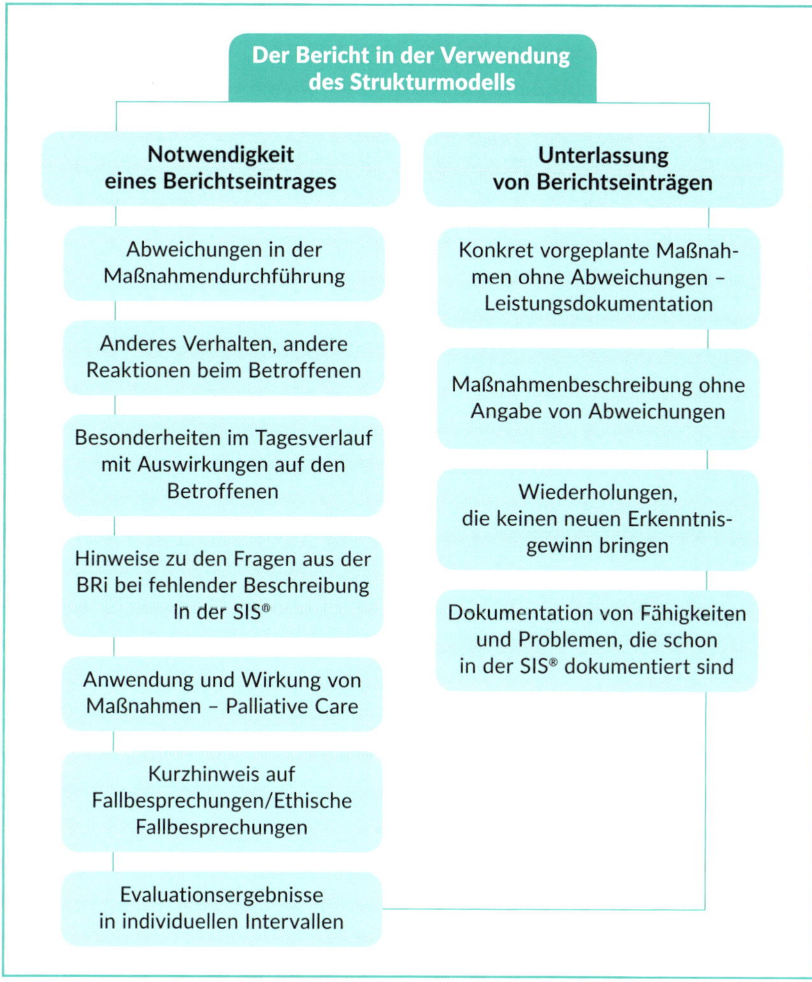

Abb. 4: Der Bericht in der Verwendung des Strukturmodells.

Wichtig **Neue Maßnahme? Genau beschreiben!**

Bei neuen Maßnahmen sollten Sie deren Wirkung nach drei Anwendungen beschreiben, um sich zu vergewissern, dass sie für einen Betroffenen gut oder von ihm angenommen oder gewünscht sind.

Evaluationen dokumentieren Sie im Bericht nur, wenn diese nicht an anderer Stelle beschrieben werden. Bei der Evaluation werden der Wert und die Eignung der Maßnahme mit Blick auf ein ausgehandeltes oder gedachtes Ziel eingeschätzt. Wird eine positive Auswirkung beschrieben, kann die Maßnahme verlängert werden. Bei einer unzureichenden oder sogar ablehnenden Auswirkung beim Betroffenen, sollte der Handlungsplan überprüft und ggf. geändert werden.

Dokumentieren Sie alle Informationen, die Sie als wichtig einschätzen bzw. die bislang nicht in der SIS® oder in der Maßnahmenplanung beschrieben sind.

Fazit **Nur noch Abweichungen dokumentieren**

Ein Ziel der Entbürokratisierung liegt darin, wiederkehrende Einträge, die keinen neuen Erkenntnisgewinn haben, zu vermeiden. Alle Informationen, die bereits in der Informationssammlung oder in der Handlungsplanung stehen, werden somit nicht täglich oder nur in festgelegten Intervallen erneut beschrieben.

3.1.1 Abweichungen in der Maßnahmendurchführung

Liegt ein konkreter Handlungsplan für die Betreuungsangebote vor und lässt sich aus diesem die konkrete Maßnahme genau entnehmen, müssen Sie die Maßnahme nicht mehr beschreiben.

Ist z. B. für Montagmorgen eine entspannende Handmassage mit Rosenöl beschrieben und liegt eine handlungsleitende konkrete Beschreibung der Maßnahme in der individuellen Planung oder hinterlegt als Standard für diese Maßnahme vor, ist dies der Plan. Führen Sie nun genau diese Maßnahme durch, ist eine Beschreibung oder Nennung der Maßnahme nicht mehr erforderlich. Erscheint es Ihnen jedoch sinnvoll, eine Beobachtung zur Haut, zum Muskeltonus o. ä. zu machen, können Sie eine Eintragung vornehmen. Ist allerdings nur ein »Einzelangebot« für den Montagmorgen geplant, müssen Sie konkret beschreiben, was nun angewendet wurde.

Tipp

Treten Probleme regelmäßig auf und wird deshalb auch regelmäßig das gleiche Angebot gemacht, ist eine konkrete Vorplanung sinnvoll. Sie sparen sich auf diese Weise einen Eintrag.

3

Abweichungen müssen dokumentiert werden (▶ Kap. 5.1):

- andere Maßnahme (Was wurde anders gemacht?)
- andere Art der Durchführung (Wie wurde es anders gemacht?)
- andere Uhrzeit (Wann, um welche Urzeit wurde es gemacht?)
- andere Dauer (Wie lange wurde es gemacht?)
- andere Wirkung (Was hat sich anderes gezeigt?)

3.1.2 Abweichungen im Verhalten, in der Reaktion oder vom Zustand des Betroffenen

Informationen können Hinweise zu einer Besserung, Verschlechterung des Zustandes, zum Eintreten des Betroffenen in eine palliative oder Sterbesituation oder zu einer Veränderung in der Wahrnehmung eines Angebots geben. Wenn ein Betroffener z. B. in einer Frühstücksrunde, in der er lange als »guter Esser«, galt, zunehmend jegliches Essen ablehnt, kann dies ein erstes Anzeichen auf eine Krankheit oder auch ein beginnendes Sterben sein.

Die zunehmende Ablehnung von Essen und Trinken, oder auch das abnehmende Interessen an Kommunikation, Beschäftigung und sozialer Teilhabe sind weitere Anzeichen. Aus Vorlieben können Abneigungen werden, wenn sich körperliche Funktionen verändern oder wenn ein Angebot, das lange als wohltuend empfunden wurde, nun negative oder belastende Wahrnehmungen erzeugt.

Hat Frau U. z. B. viele Jahre gern gestrickt, wird sie dieses ggf. ablehnen, wenn ihre Augen aufgrund von »Grauem Star« schlechter werden oder die Hände aufgrund zunehmender Arthrose steif werden. Hier ist eine Beschreibung erforderlich, wie sich das Verhalten ändert. Es handelt sich um eine Veränderung biografischer Daten (Vorlieben, Abneigungen und Gewohnheiten ▶ Kap. 5.3).

Wichtig **Beschreiben Sie konkret**

- Was am Verhalten war konkret anders als sonst? (Zahlen, Daten, Fakten dokumentieren).
- Was sagte der Betroffene wörtlich oder welche Anzeichen zeigten sich?
- In welcher Situation, bei welchem Angebot hat sich das Verhalten geändert? (Zusammenhang beschreiben).
- Ließen sich während des Angebotes oder anschließend Anzeichen für Wohlbefinden, Abneigung oder Unbehagen oder sogar forderndes Verhalten erkennen?

Insbesondere bei Anzeichen, die auf eine akute Verschlechterung des Zustandes beim Betroffenen hinweisen, müssen Sie sofort die Pflegefachkraft informieren. Sie entscheidet über das notwendige weitere Vorgehen (▶ Kap. 9).
Da bestimmte Einträge zu neuen oder schwerwiegenden pflegerischen Problemen (z. B. Schmerzäußerungen des Betroffenen) unmittelbar die Durchführung einer ganzen Handlungskaskade, also zahlreiche Handlungsschritte auslösen würden, sollten Sie als Betreuungskraft die Pflegefachkraft fragen, ob Sie die Beobachtung eintragen sollen oder ob diese zunächst das erkannte Problem selbst überprüfen und dann selbst den Eintrag vornehmen wird. Auf diese Weise lassen sich Konflikte zwischen den Berufsgruppen vermeiden, weil das geeignete Vorgehen geklärt ist (▶ Kap. 5.2).

3.1.3 Besonderheiten

Besonderheiten können vielfältig sein. Die eigene Geburtstagsfeier, zu der andere Menschen eingeladen sind, ein persönlicher Geburtstagsgruß, ein kleines Präsent – für einen Menschen mit Demenz kann dies bereits eine Heraus- oder sogar Überforderung darstellen und er reagiert an diesem Tag anders als sonst.

Die urlaubsbedingte Abwesenheit der eigenen Kinder, der Umzug in ein anderes Zimmer, der Hausmeister, der die Gardinen zum Waschen abnimmt, das Umstellen der Tische im Aufenthaltsraum und viele andere Veränderungen sind von einem Menschen, der an einer fortgeschrittenen gerontopsychiatrischen Erkrankung leidet, ggf. nicht ohne Probleme zu verstehen und anzunehmen. Es entwickeln sich in der Folge veränderte Reaktionen. Immer sollten hier die Zusammenhänge beschrieben werden (▶ Kap. 5).

3.2 Biografische Informationen und ihre Veränderungen

Definition **Biografie**

Der Begriff Biografie kommt von bios (= das Leben) und von (grafein = schreiben). Die Spuren, die das Leben hinterlässt, äußern sich u. a. in Vorlieben, Abneigungen und Gewohnheiten.

Eine reine Sammlung von Lebensdaten entspricht eher der Lebenslaufarbeit. Diese kann wichtige Informationen geben, mit denen eine Reaktion oder die Charaktereigenschaften einer Person eher verstanden werden können.

Das Wissen über biografische Informationen ist für die konkrete Auswahl und Gestaltung der Angebote wichtig.

Biografische Daten sind Informationen zu Vorlieben, Abneigungen, Gewohnheiten und Ritualen eines Betroffenen und wesentliche Bedingungen für die Planung geeigneter Angebote. Sie ermöglichen es, den Menschen in seinen Bedürfnissen und Reaktionen zu verstehen. Im Laufe des Lebens verändern sich Vorlieben, Abneigungen und Rituale, sodass es wichtig ist, diese zu erfragen oder zu beobachten. Neue Erkenntnisse sollten eingetragen und dahingehend geprüft werden, ob sie dauerhaft bestehen bleiben. Bei entsprechenden Veränderungen muss auch ggf. die Planung angepasst werden. Beschäftigungen, denen der Betroffene bislang gern nachgegangen ist, können im späteren Leben ggf. zu Abneigungen führen.

Beispiel **»Nicht noch mehr Handarbeit!«**

Die Töchter von Frau B. gaben bei der Aufnahme ihrer Mutter an, dass diese immer sehr viel gehäkelt und gestrickt habe. Als die Betreuungskraft Frau B. deshalb entsprechende Angebote macht, ruft diese gequält: »Nein, nun soll ich auch hier noch handarbeiten! Das habe ich doch nur aus bitterer Not früher gemacht, weil ein gekaufter Pullover so teuer war! Nun soll das Leid hier auch noch weitergehen?«

Angebote, gegen die offenbar eine Abneigung besteht, bei denen der Betroffene ein forderndes Verhalten zeigt, sollten nicht fortgesetzt werden. Prüfen Sie daher immer, ob eine ehedem geliebte Handlung z. B. durch einen Verlust kognitiver oder körperlicher Fähigkeiten nun eine Abneigung erzeugt. Ist dies der Fall, sollten Sie das Angebot überprüfen, ggf. absetzen und ein anderes, das eher zu Wohlbefinden führt oder vom Betroffenen gern angenommen wird, planen und versuchsweise anwenden. Nur die Aktivitäten, die der Betroffene gerne macht, werden ihn ausreichend motivieren und somit eine Chance sein, dass er seine Selbstständigkeit erhalten kann. Handlungen, gegen die der Betroffene eine Ablehnung verspürt, werden eher dazu führen, dass er die Selbsttätigkeit vermeidet. So gelangt er in eine erlernte Hilflosigkeit.

Beispiel **Konkrete biografische Informationen**

»Herr K. mag gerne Süßes« ist keine besonders konkrete Aussage. Schauen wir uns den Dialog an, der zu diesem Eintrag führte:
»Was mögen Sie besonders gerne von den süßen Dingen?«
»Schokolade!«
»Gibt es eine Marke, die Sie bevorzugen?«
»Ja, Lind. Milka ist mir zu süß.«
»Mögen Sie denn alles von Lind gern oder ist es etwas Spezielles?«
»Die schwarzen Lindor-Kugeln. Die sind für mich was ganz Besonderes.«
Würde die Betreuungskraft nun in einer schwierigen Situation, in der der Betroffene sich nicht wohlfühlt, diese Lindor-Kugeln organisieren, würde dies vermutlich als besondere Wohltat empfunden werden (▶ Kap. 5.4 und 5.6).

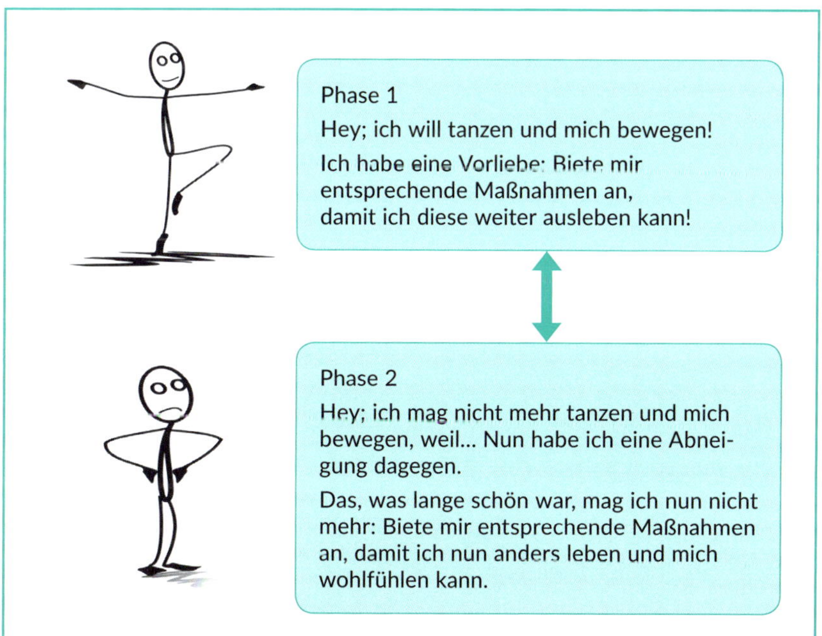
Phase 1
Hey; ich will tanzen und mich bewegen!
Ich habe eine Vorliebe: Biete mir entsprechende Maßnahmen an, damit ich diese weiter ausleben kann!
Phase 2
Hey; ich mag nicht mehr tanzen und mich bewegen, weil… Nun habe ich eine Abneigung dagegen.
Das, was lange schön war, mag ich nun nicht mehr: Biete mir entsprechende Maßnahmen an, damit ich nun anders leben und mich wohlfühlen kann.

Abb. 5: Biografische Informationen.

3.3 Maßnahmen und Wirkungen

Alle Handlungen oder Maßnahmen werden mit einer spezifischen Zielsetzung durchgeführt. Es soll etwas erreicht werden. Im Betreuungsbericht ist die Wirkung einer Maßnahme in den ersten Tagen und anschließend in der Evaluation zu beschreiben.

Maßnahmen können aber auch Nebenwirkungen, also unerwünschte Wirkungen haben. Hier müssen beide Seiten, also vorteilhafte Auswirkungen oder positive Ergebnisse und die nicht erwünschten, also negativen Ergebnisse beschrieben werden. Dann werden beide Seiten gegeneinander abgewogen und es muss entschieden werden, ob die Vorteile überwiegen oder ob die nachteiligen Wirkungen stärker sind und die Handlung daher abgesetzt wird.

Beispiel **Unruhe nach der Sing-Runde**

Herr J. hat Demenz. In einer Sing-Runde fühlt er sich augenscheinlich (sonst Vermutung) ausgesprochen wohl, singt aktiv mit, kennt sogar die meisten Lieder auswendig. Doch nach der Sing-Runde, wenn er auf seinen Wohnbereich zurückgehen soll, mag er dort nicht mehr bleiben. Er möchte zurück zur Sing-Runde und es dauert gut zwei Stunden, ehe er sich wieder beruhigt hat.

Hier muss abgewogen werden: Ist die eine Stunde in der Sing-Runde als so hochwertig anzusehen, dass Herr J. weiter daran teilnehmen sollte? Oder überwiegen die zwei Stunden Leid und Unruhe, sodass ein anderes Angebot sinnvoller wäre? Evtl. lässt sich aber der Übergang von der Sing-Runde zum anschließenden Gang in den Wohnbereich angenehmer gestalten, sodass Herr J. die neue, veränderte Situation nach Abschluss des Angebots besser bewältigen kann. Evtl. gibt es ein klar erkennbares Abschlusslied, das er noch während des Rückwegs auf den Wohnbereich singen kann? Oder die Betreuungskraft begleitet ihn auf den Wohnbereich und bindet ihn dort in ein anderes Angebot ein (▸ Kap. 5.4 und ▸ Kap. 7).

3.4 Motivation und Umstimmen

3

Insbesondere Menschen mit gerontopsychiatrischen Erkrankungen neigen dazu, sich zu isolieren. Da hierdurch die Gefahr von Einsamkeit und von Verlusten körperlicher, kognitiver und kommunikativer Fähigkeiten besteht, versuchen die Mitarbeiter, den Betroffenen zur Teilnahme an Aktivitäten zu motivieren. Diese Motivation wird häufig auch als »Umstimmen« oder »Umstimmungsarbeit« bezeichnet.

Oft muss zunächst ausprobiert werden, mit welcher Methode sich der Betroffene locken lässt und was bei ihm eher Ablehnung auslöst. Sie sollten daher immer dokumentieren, welches Verhalten der Betroffene zeigt und mit welchen Angeboten oder Aussagen versucht wurde, ihn umzustimmen und vor allem: was positiv gewirkt hat oder was nicht zur erwünschten Wirkung führte (▶ Kap. 5.5).

Wichtig **Vermeiden Sie Gewalt**

Wenn Sie jemanden einfach überreden, ist das ein Akt der Gewalt gegenüber einem hilfebedürftigen Menschen. Das ist ein unangemessenes Verhalten.

3.5 Wohlbefinden

Wohlbefinden kann sich zeigen als positive Wahrnehmung des Betroffenen selbst, im Bereich körperlicher, seelischer oder sozialer (= Zusammenleben zwischen Menschen) Befindlichkeit.

Info
Wohlbefinden ist ein Gefühl des Betroffenen, ein Seelengefühl, das nicht ohne weiteres von außen, also durch einen Mitarbeiter, erkannt werden kann.

Zudem können sich Menschen, die (schwer) krank sind, trotz dieser Erkrankung wohlfühlen, weil sie z. B. dem Wert des Lebens eine andere Bedeutung geben. Umgekehrt können sich Menschen, die eigentlich keine größeren Probleme haben, unwohl fühlen, weil sie sich z. B. nicht genügend beachtet fühlen oder weil sie ihre Beschwerden stärker gewichten als dies ein anderer Mensch tun würde (= Suche nach Zuwendungsgewinn). Intensiver nachlesen lassen sich diese Zusammenhänge im Salutogenesekonzept von Antonovsky[5]. Die tatsächliche körperliche Situation ist also nicht gleichzusetzen mit dem Gefühl, das der Betroffene hat.

Problematisch zwischen dieser nicht immer vorhandenen Übereinstimmung zwischen »Sein«, hier als Wahrnehmung des Betroffenen verstanden, und »Schein« (= äußere Wahrnehmung), ist es, dass es zu Fehlinterpretationen bei der Beobachtung und anschließenden Bewertung durch die Betreuungskraft kommen kann. Nur der Betroffene selbst kann sagen, wie er sich fühlt. Ist dies nicht möglich, bedarf es der Beschreibung von Indizien (vgl. ▶ Kap. 5.6 und ▶ Abb. 3).

[5] Bundeszentrale für gesundheitliche Aufklärung (2001): Was erhält Menschen gesund? Antonovskys Modell der Salutogenese – Diskussionsstand und Stellenwert. Band 6. Köln

Wenn der Mensch sich in einer Situation oder bei einer Handlung wohl fühlt, wird er diese wiederholen wollen. Er möchte das Gefühl erneut spüren. Ob es nun die Freude am Ergebnis einer Handlung ist oder das Lob durch den Mitarbeiter, ist zunächst unwichtig.

Generell sollten Sie Ihren Blick auf das Wohlbefinden und auf Situationen legen, die dieses auslösen und verstärken können:

- Was genau führt zum Wohlbefinden? Was schränkt dieses eher ein und führt zu Unbehagen? Handelt es sich um äußere Faktoren wie z. B. ein zu hoher Reizpegel in dem Raum, in dem der Betroffene sich aufhält? Oder ist ursächlich eher das Handeln eines Mitarbeiters oder eines anderen Betroffenen verantwortlich?
- Lässt sich erkennen, dass alles getan wurde, um das höchstmögliche Wohlbefinden beim Betroffenen zu erreichen? (Was genau wurde getan?)
- Kann das erreichte Ausmaß an Wohlbefinden weiter gesteigert werden? Welche Maßnahmen können hierfür eingeleitet werden?
- Wie hat sich das Wohlbefinden verbessert, als die Maßnahmen umgesetzt wurden? Anhand welcher Beobachtungswerte kann erkannt und nachgewiesen werden, dass er Betroffene sich wohler fühlt als vorher? Hat er eine nachvollziehbare Aussage gemacht oder wurden Indizien beobachtet? (▶ Abb. 3)

Alle Beschäftigungsangebote, die in Pflegeeinrichtungen angeboten werden, sollen Wohlbefinden ermöglichen. Nun gibt es immer eine Vorgabe im Qualitätsmanagement Handbuch, wie eine Maßnahme sinnvoll und fachlich korrekt ausgeführt werden sollte. Der Betroffene hat aber möglicherweise eine andere Vorstellung hierzu. Die Frage nach dem Wohlbefinden ist deshalb so wichtig, weil die Qualitätskontrolle mit der Frage verbunden ist, ob das Vorgehen in der Praxis (= Ist) mit den Standards, Leitlinien oder Verfahrensanweisungen (= Soll) der Einrichtung übereinstimmt.

Eine Abweichung zwischen Soll, also der Vorgabe und dem Ist, also der tatsächlichen Situation, stellt ohne eine tiefergehende Betrachtung zunächst oft einen Mangel dar. Ohne Begründung, warum von der Vorgabe abgewichen wurde, wird eine Qualitätseinschränkung festgestellt.

Lässt sich aber im Betreuungsbericht erkennen, dass das veränderte Handeln (Ist) aufgrund biografischer Vorlieben oder Abneigungen des Betroffenen oder durch seinen klaren Wunsch bedingt war, wird das angestrebte Soll in der Erfüllung seines Bedürfnisses gesehen. In diesem Fall liegt keine qualitätseinschränkende Abweichung vor.

Fazit **Beschreiben Sie Abweichungen**

Sie müssen immer die Abweichung vom Soll, von Standards, Verfahrensanweisungen oder auch von der Prozessplanung beschreiben (▶ Kap. 5.1) sowie die Begründung und die Auswirkung.

3.6 Ablehnung und Unruhe

Nicht alles, was gut gemeint angeboten wird, erzeugt zwangsläufig Zustimmung und Wohlbefinden beim Betroffenen. Biografische Vorlieben können auf beiden Seiten unterschiedlich sein, Angebote sind ggf. zu schwierig oder überfordern die Ressourcen des Betroffenen oder er hat augenblicklich andere Ziele im Kopf.

Die Ablehnung kann verbal geäußert werden (»Ich möchte nicht« – »Nein danke, heute nicht«) oder sich durch Unruhe zeigen. Dies ist insbesondere dann der Fall, wenn ein Betroffener aufgrund von Demenz nicht mehr zielgerichtet antworten kann. Er reagiert vielmehr impulsiv. Anzeichen einer Unruhe können sich auf vielfältige Weisen zeigen, wie z. B. hektische, schnelle Blicke oder Gesten, Scharren mit den Füßen, schnelles Atmen oder Lauf- und Aufstehtendenzen.

Fazit **Beschreiben Sie Angebote und Reaktionen konkret**

Beschreiben Sie immer die Situation bzw. das Angebot und anschließend die Reaktion des Betroffenen. Sie müssen prüfen, ob eine Veränderung des Angebotes die Ablehnung des Betroffenen reduziert und ob Sie eine Annahme erreichen konnten (▶ Kap. 5.7).

3.7 Forderndes Verhalten und Gewalt

Bereits im Jahr 2009 wurde durch die Bundesregierung ein Forschungsvorhaben eingeleitet, das sich mit den verschiedenen Formen von forderndem Verhalten, mit entsprechenden Anzeichen und vor allem mit den möglichen Auslösern und Begründungen beschäftigte.

Früher wurde statt »forderndem Verhalten« der Begriff »Aggressivität« verwendet, was zu der Interpretation verleitete, der Betroffene würde sich unangemessen verhalten. Die Folge war ggf. die Verabreichung von Medikamenten, die ruhigstellen sollten.

Definition **Forderndes Verhalten**

Unter forderndem Verhalten werden unterschiedliche Handlungen verstanden, mit denen ein Betroffener augenblicklich die Situation nicht erkannter Bedürfnisse zeigt oder mit denen er sich gegen Maßnahmen wehrt.

Forderndes Verhalten zeigen vor allem Menschen, die aufgrund kognitiver Einschränkungen keine andere Möglichkeit der Abwehr haben und sich auch nicht anders äußern können.

Zu unterscheiden sind

1. Formen der körperlichen **Agitation** (= aktive Handlungen durch den Betroffenen wie Beißen, Hauen, Kratzen, Schlagen, Treten, Spucken)
2. Formen der verbalen **Abwehrhaltung** (= Schreien oder die Wiederholung immer der gleichen Worte)
3. **Rückzug** (= sich ins Bett verkriechen, die Augen schließen und sich schlafend stellen, die Decke über den Kopf ziehen usw. Auch auf diese Weise kann ein Mensch deutlich machen: »Ich will nicht. Lasst mich in Ruhe.«)

Die Forschung zeigte auch, dass ein forderndes Verhalten beim Betroffenen sehr häufig durch ein nicht erkanntes und nicht erfülltes Bedürfnis ausgelöst wird. Vereinfacht ausgedrückt: Wenn sich ein Mensch mit kognitiven und kommunikativen Einschränkungen in seinen Bedürfnissen, also in dem, was er haben möchte oder in dem, was er für sein Wohlbefindens benötigt, nicht beachtet fühlt, entsprechende Maßnahmen also unterbleiben oder sogar genau das Gegenteil gemacht wird, reagiert er ggf. ähnlich einem Kindergartenkind. Er wehrt die Situation oder den helfenden Menschen, der ihn gerade nicht versteht, ab.

Die große Gefahr besteht nun, ähnlich wie beim Begriff Aggressivität, darin, dass keine Ursachenforschung betrieben wird und der Betroffene einfach ein Psychopharmakon bekommt, das ihn in seinem Verhalten bremst. Nun kann er noch nicht einmal sein Bedürfnis äußern oder zeigen, dass gerade etwas mit ihm gemacht werden soll, was er nicht versteht oder nicht möchte. So entsteht oftmals eine Qual für den Betroffenen. Zudem liegt die Ursache für dieses Verhalten ja in der Umgebung oder im Handeln der Mitarbeiter und nicht allein beim Betroffenen.

Der Begriff Aggressivität scheint zudem negativ besetzt, während der des fordernden Verhaltens ja andeutet, dass der Betroffene den Mitarbeiter fordert. Er will ihm etwas mitteilen, was ihm nicht auf eine andere adäquate Weise gelingt.

Wichtig **Bedürfnisse müssen erkannt werden**

Alle Maßnahmen der Pflege und Betreuung sollten darauf ausgerichtet sein, die Bedürfnisse des Betroffenen zu erkennen und zu erfüllen, wenn er dies nicht mehr selber kann. So kann es wichtig sein, das Verhalten des Betroffenen und die Situation, in der es auftritt, konkret zu beschreiben und verschiedene Handlungsoptionen anzubieten.

Das Ziel besteht immer darin, zu erkennen, was der Betroffene wünscht oder was ihm gerade fehlt und dieses durch eine gezielte Maßnahme zu ermöglichen oder zu geben.

Das Selbstbestimmungsrecht des Menschen, das sich aus dem Grundgesetz ableiten lässt, bedeutet, dass der Mensch ein Angebot, das ihm gemacht wird, ablehnen oder annehmen darf. In der Charta der Rechte hilfe- und pflegebedürftiger Menschen kann dieses Recht und konkrete Angaben, wie dieses zu beachten ist, nachgelesen werden.[6]

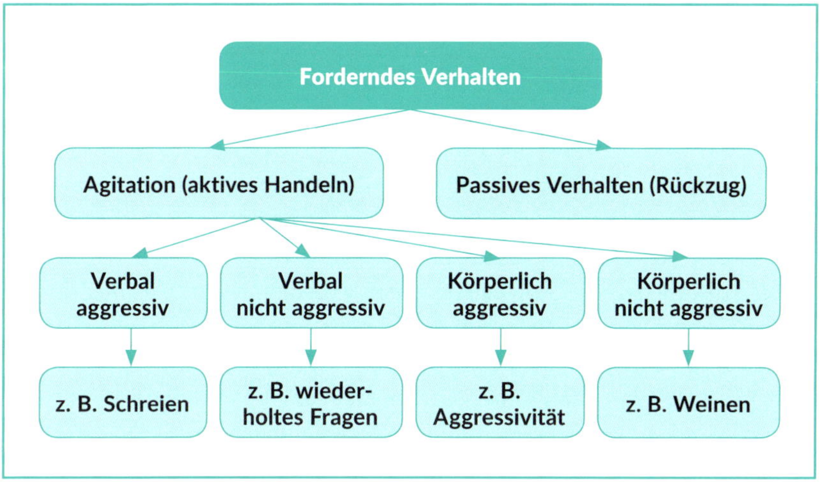

Abb. 6: Formen von forderndem Verhalten.

Daher müssen bei einem fordernden Verhalten immer folgende Fragen geklärt und die Informationen niedergeschrieben werden:

- Welche Art von Verhalten zeigt der Betroffene? Was zeigt sich genau? Was macht er? (Konkret beschreiben anhand der ZDF)
- Zeigte der Betroffene immer schon ein solches Verhalten? (Biografische Prägung oder Persönlichkeit?)
- In welcher Situation oder bei welcher Maßnahme zeigt er dieses Verhalten?
- Lässt sich die Ursache erkennen? (Klärung des Zusammenhangs erforderlich)
- Kann ein anderes Bedürfnis erfragt, erkannt oder beobachtet werden? Um welches Bedürfnis handelt es sich, wie oder wodurch kann das erkannt werden?

[6] Vgl. https://www.wege-zur-pflege.de/pflege-charta/

- Kann eine Veränderung oder Unterlassung der bisherigen Maßnahme vorgenommen werden? Wie lässt sich dies begründen?
- Kann eine alternative Maßnahme angeboten werden, die ggf. eher das Bedürfnis des Betroffenen erfüllt? (Verschiedene Maßnahmen anbieten, wenn der Betroffene keinen konkreten Wunsch oder kein Bedürfnis äußern kann).
- Kann die Beziehung zum Betroffenen anders gestaltet werden, sodass er sich angenommen und geborgen fühlt und Vertrauen aufbauen kann?
- Welches Verhalten zeigt sich beim Betroffenen nach der Veränderung der Maßnahme? (Wirkung der Maßnahme beschreiben). Tritt das fordernde Verhalten nicht mehr oder nicht mehr so stark oder so oft auf?
- Erscheint es sinnvoll, generell den Handlungsplan zu verändern, um die Bedürfnissicherung beim Betroffenen zu ermöglichen? Dann sollte die Begründung als Ergebnis der Evaluation, also eine Bewertung, dokumentiert werden.
- Ist eine Fallbesprechung sinnvoll, um im Team das Problem und das weitere Vorgehen zu besprechen und gemeinsam nach einer Lösung zu suchen?
- Wer muss/wurde informiert werden? Hier ist immer die Person oder Berufsgruppe und der Inhalt der Information sowie das Ergebnis der Information oder eines gemeinsamen Abstimmungsprozesses zu dokumentieren (▶ Kap. 5.8).

3.8 Soziale Teilhabe – Vergnügen oder Pflicht?

Der Mensch ist ein soziales Wesen. Er sucht Kontakte zu anderen wie auch Ruhe und Rückzug. Das Verhältnis zueinander und der Umfang von Ruhe und sozialen Kontakten sind bei jedem Menschen individuell. Beides kann durch Krankheiten, Krisen oder andere Situationen beeinflusst werden. Kaum ein Mensch lebt dauerhaft gern allein. Deshalb gibt es Gruppenangebote – neben Einzelangeboten für Menschen, die nicht an Gruppen teilnehmen können.

In Gruppenangeboten kann es wohltuende zwischenmenschliche Beziehungen oder auch Streit und Ablehnung geben. Bei Menschen mit gerontopsychiatrischen Erkrankungen kann es gehäuft zu schwierigen Verhaltensweisen kommen, weil sie nicht mehr reflektieren, welche Wirkung ihre Aussagen oder ihr Verhalten auf andere Menschen haben können. Je mehr Menschen an einem Gruppenangebot teilnehmen, umso komplexer kann die Gruppendynamik werden.

Fazit **Achten Sie auf Interaktionen in Gruppen**

Beschreiben Sie die Reaktionen eines Betroffenen, der sich auffällig verhält und prüfen Sie zugleich die Situation und die Reaktionen von anderen Betroffenen. Muss die Situation verändert werden? Vielleicht sollten zwei Betroffene besser nicht direkt nebeneinander sitzen oder ob die Gruppengröße muss begrenzt werden?

3.9 Veränderungen und Entwicklungen des Betroffenen

Menschen entwickeln und verändern sich im Laufe des Lebens, z. B. aufgrund von Veränderungen im Alter; durch Krankheiten oder Erfahrungen. Körperfunktionen verändern sich und lösen eine Veränderung von Vorlieben und Abneigungen aus. So bleibt der Mensch sein ganzes Leben in einem ständigen Veränderungsprozess.

Tipp – Wie war es vorher?

Überprüfen Sie immer wieder, ob das, was ein Mensch vor einigen Wochen oder Monaten noch konnte, weiterhin gilt, ob die Angebote auch künftig für ihn passend sind und von ihm gewollt werden. Ist dies nicht der Fall, müssen Sie den Handlungsplan überprüfen und ggf. verändern.

Bei Menschen jenseits des 60. Lebensjahres verändert sich das Geschmacksempfinden, sodass sie z. B. eiweißhaltige Nahrungsmittel oder Speisen als bitter empfinden. Lehnt ein älterer Betroffener zunehmend Fleisch, Fisch, Wurst und Käse ab, könnte versuchsweise eine (auch größere) Prise Zucker über das Fleisch gestreut werden. Isst der Betroffene daraufhin wieder mit gutem Appetit, weil es ihm nun wieder schmeckt, sollte der Handlungsplan entsprechend angepasst werden (▶ Kap. 5.10).

3.10 Einträge zu Palliative Care

Inzwischen werden in den meisten Altenpflegeeinrichtungen auch Palliative Care-Konzepte umgesetzt und Pflege und Betreuung danach gestaltet. Hierbei handelt es sich um eine Haltung, um Werte, die die Mitarbeiter in ihrem Handeln leiten, und konkrete Handlungen.

Die meisten Menschen wünschen sich ein »gutes Sterben« und einen »guten Tod«. Fragt man, was sie konkret darunter verstehen, nennen viele:

- »Ich möchte nicht leiden müssen« (keine Symptome, die mein Wohlbefinden beeinträchtigen, haben).
- »Ich möchte in meiner Würde und meiner Selbstbestimmung beachtet werden« (keine Maßnahmen aushalten müssen, die andere entschieden haben und nun ungeachtet meines Willens umsetzen).
- »Ich möchte nicht vergessen werden, nicht allein sein.«

Definition **Palliative Care**

Palliative Care (Palliative Medizin, Pflege und Begleitung) entspricht einer Haltung und Behandlung, welche die Lebensqualität von Patienten und ihren Angehörigen verbessern sollen, wenn eine lebensbedrohliche Krankheit vorliegt. Sie erreicht dies, indem sie Schmerzen und andere physische, psychosoziale und spirituelle Probleme frühzeitig und aktiv sucht, immer wieder erfasst und angemessen behandelt.*

* Vgl. https://www.who.int/cancer/palliative/definition/en/

Palliative Care[7]

- lindert Schmerzen und andere belastende Beschwerden,
- bejaht das Leben und erachtet das Sterben als normalen Prozess; will den Tod weder beschleunigen noch verzögern,
- integriert psychische und spirituelle Aspekte,
- unterstützt die Patienten, so lange wie möglich aktiv zu bleiben,
- unterstützt die Angehörigen, die Krankheit des Patienten und die eigene Trauer zu verarbeiten,
- arbeitet interdisziplinär, um den Bedürfnissen von Patienten und Angehörigen gerecht zu werden,
- verbessert die Lebensqualität und kann so positiven Einfluss auf den Krankheitsverlauf nehmen,
- kann frühzeitig während der Erkrankung in Kombination mit lebensverlängernden Maßnahmen, wie Chemo- oder Radiotherapie, angewendet werden,
- beinhaltet auch die notwendige Forschung, um Beschwerden oder klinische Komplikationen besser verstehen und behandeln zu können.

Wenn Sie diese Elemente sehen, erkennen Sie schnell, welche Einträge im Pflegebericht erforderlich oder sinnhaft sind. Zudem sollten Sie zwei Zitate von Cicely Saunders beachten:

1. *»Sie sind Sie, weil Sie eben Sie sind und wir werden alles tun, damit Sie nicht nur in Frieden sterben, sondern auch in Würde bis zum Schluss leben können.«* Das heißt: Die Würde des Menschen ist verbunden mit dem Respekt und der Beachtung seiner Persönlichkeit, seiner Individualität und seiner Selbstbestimmung (so weit wie möglich). Der Mensch bleibt Mensch bis über den Tod hinaus.
2. *»Es ist nicht so wichtig, dem Leben noch mehr Tage zu geben, sondern den Tagen mehr Leben.«* Das heißt: Je näher das Lebensende rückt, umso wichtiger ist es, dass alle Handlungen auf Wohlbefinden ausgerichtet sind. Risiken müssen abgewogen werden gegenüber dem Leben in Freiheit und Selbstbestimmung und dem Wohlbefinden.

---

7 Vgl. Student C (2013): »Was ist Palliative Care?« Im Internet: http://difpc.de/

Wichtige Fragen, die Sie in Ihren Betreuungsberichten klären bzw. beantworten sollten[8]:

- Gutes Sterben: Wie sehen das aktuelle und das angestrebte Wohlbefinden des Betroffenen aus? Wie bewertet er selbst seine Situation? Was bereitet ihm Sorgen oder Beschwerden? Welche Beschwerden gibt es ganz konkret? Was glaubt er, könnte diese lindern? Wichtig: Es darf bei einem Menschen, der dies nicht selbst äußern kann, niemals geschrieben werden: »...fühlt sich wohl.« Das wäre eine Vermutung. Es sind Aussagen, die der Betroffene selbst machte oder Indizien zu beschreiben, also konkrete Anzeichen in Mimik, Gestik, Verhalten oder die vegetativen Symptome (▶ Kap. 2 und ▶ Kap. 5.15).
- Wie geht der Betroffene mit der Perspektive seines baldigen Todes um? Zeigt er Anzeichen von Angst, Unruhe und Sorge oder kann er sich auf das Kommende einlassen?
- Welche Prioritäten setzt der Betroffene? Was ist ihm wichtig zu erreichen oder zu erhalten? Welche Maßnahmen bringen für ihn entsprechend seiner Einschätzung einen Gewinn? Wann fühlt er sich wohl? Welche Beschwerden oder Maßnahmen belasten ihn?
- In welchen Angelegenheiten wünscht sich der Betroffene Unterstützung durch die Einrichtung, die Mitarbeiter oder die Angehörigen? Richten sich die Anliegen auf die aktuelle Phase des Lebens, auf die Sterbesituation oder auf den Zeitpunkt nach dem eingetretenen Tod?
- Gibt es »offene Lebensgeschäfte«, die er abschließen möchte?
- Gibt es spirituelle/weltanschauliche Fragen, die ihn belasten, Handlungen, die noch zu erfüllen sind? Möchte der Betroffene z. B. beten oder wünscht er bestimmte Rituale seiner Religion wie z. B. die Krankensalbung?
- Haben sich Bedürfnisse verändert, sodass nun auch der Handlungsplan seitens der Pflege und Sozialen Betreuung geändert werden muss?

Als Betreuungskraft sind Sie in Einzelangeboten sehr nah am Betroffenen, beobachten auch während der Kleingruppen- und Gruppenangeboten Reaktionen, Probleme, Ressourcen und Bedürfnisse.

---

[8] Vgl. Löser A (2017): Pflege- und Betreuungsberichte endlich professionell schreiben. Schlütersche Verlagsgesellschaft, Hannover

Als Betreuungskraft sehen Sie den Menschen in einer alltäglichen, durch Beschäftigung, Kommunikation und Zusammensein geprägten Situation. Ihre Beobachtung ist von großer Wichtigkeit und dies aus mehreren Gründen:

- Sie beobachten und erkennen andere Bereiche und Anzeichen als ein Mitarbeiter der Pflege.
- Ggf. äußern Betroffene Ihnen gegenüber Informationen, wie z. B. Schmerzen oder andere körperliche Beschwerden, weil sie weniger befürchten müssen, dass der Arzt gerufen wird.
- Sie erkennen den sozialen Rückzug und das abnehmende Interesse an Beschäftigung, Integration schnell, da der Betroffene dies bei Ihren Angeboten äußern oder zeigen wird.
- Sie nehmen biografische Vorlieben und Abneigungen wahr, wenn Sie die Reaktion des Betroffenen auf oder bei Ihren Angeboten beobachten.
- Sie sind mit Ihren Angeboten stark ausgerichtet auf die Begleitung des Menschen in seinen Alltagssituationen und auf das Erreichen von Wohlbefinden. Hier sind Sie wichtiger Partner im Netzwerk aller Beteiligten, die auf die Ziele von Palliative Care ausgerichtet sind. In der von Saunders geäußerten Kernaussage einer Palliative Care *(»Es ist nicht so wichtig, dem Leben noch mehr Tage zu geben, sondern den Tagen mehr Leben«)* zeigt sich die zentrale Zielsetzung aller Beteiligten. Erforderliche Beobachtungs- und Beschreibungsbereiche, oder anders gesagt, der Blickwinkel, auf den sich alles richtet, ergibt sich aus den Kernprinzipien des Palliative Care-Konzeptes. Genaueres können Sie sicherlich dem einrichtungsinternen Qualitätsmanagement-Handbuch Ihrer Einrichtung entnehmen. An dieser Stelle werden Prinzipien, wie sie sich logisch aus der Philosophie von Saunders ergeben, genutzt. Die Beachtung dieser Prinzipien soll dafür sorgen, dass der Betroffene möglichst gut stirbt. Das »Gute« wird ermöglicht, indem seine Selbstbestimmung möglichst bis zum Schluss beachtet wird, alles Handeln auf sein Wohlbefinden ausgerichtet ist, er sein Leben bedenken und abschließen kann.[9]
- Sie beobachten Kompetenzen und sich verändernde Probleme oder Ressourcen beim Betroffenen im Laufe der Zeit und können so wichtige Hinweise für die Vorbereitung der Pflegebegutachtung geben.

---

[9] Vgl. Löser A (2016): Palliative Care: Das passende Konzept erstellen und umsetzen. Schlütersche Verlagsgesellschaft, Hannover.

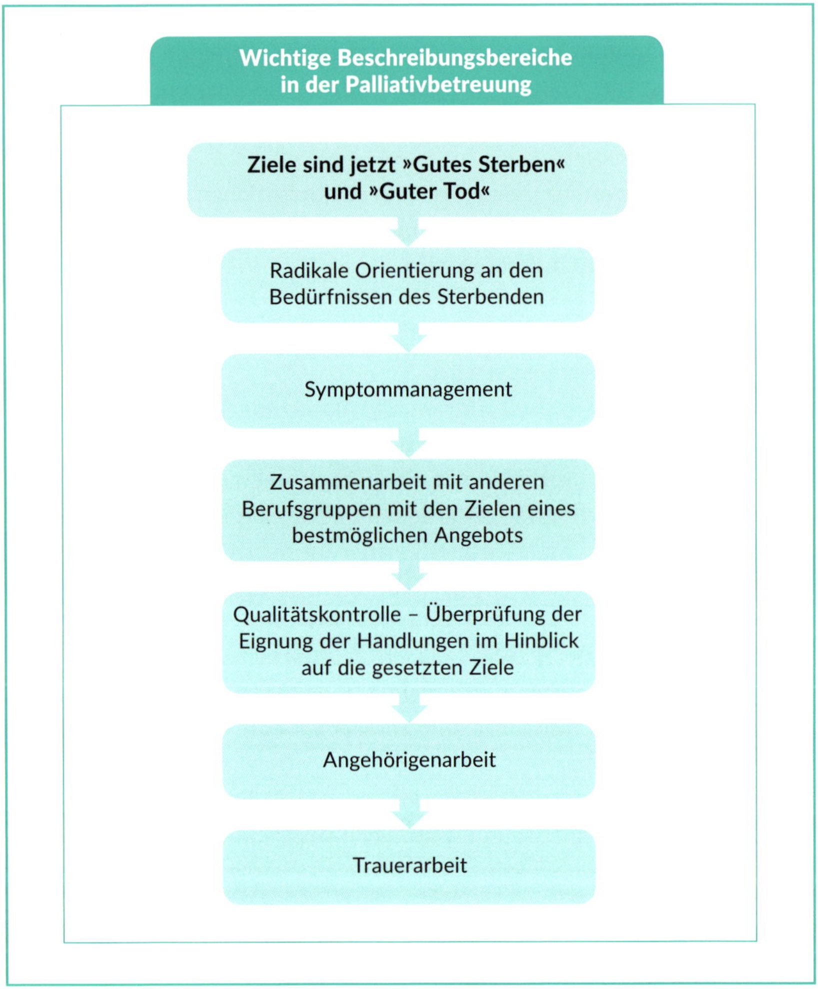

Abb. 7: Wichtige Beschreibungsbereiche in der Palliativsituation.

3.10.1 Radikale Orientierung am Sterbenden

Jedes Handeln wird radikal an den Bedürfnissen und/oder Entscheidungen des Sterbenden ausgerichtet. Lehnt er eine geplante Maßnahme ab, wünscht er aufgrund aktuell veränderter oder neuer Bedürfnisse ein bestimmtes Angebot, sind die Anpassung der Handlung, die Begründung hierfür und die Wirkung zu beschreiben (▶ Kap. 5.11).

Definition **Radikale Orientierung**

Unter »radikaler Orientierung« wird hier eine unbedingte, in jedem Fall zu erfolgende Ausrichtung am Sterbenden, an seinen Bedürfnissen verstanden. Dies bedeutet, dass ggf. andere Zeiten, andere Angebote, andere Abläufe oder sogar eine Reduktion von Angeboten bei anderen Betroffenen vorgenommen wird, um für den Sterbenden selbst Zeit zu haben.

Alle Maßnahmen richten sich nun danach, was der Betroffene möchte, was ihm augenscheinlich gut tut. Bei Abwehr oder erkennbaren Anzeichen einer negativen Wirkung muss die Maßnahme unterlassen werden. Dieses Vorgehen ist mit den jeweiligen Vorgesetzten zu besprechen. Auch hier zeigt sich die Radikalität: Es gibt keine Verpflichtung, im Sessel zu sitzen oder an einem Angebot teilzunehmen. Der Betroffene ist Maßstab aller Dinge.

3.10.2 Symptommanagement

Damit der Mensch möglichst lange ein möglichst »gutes Leben« leben kann, muss er möglichst frei sein von Beschwerden (= Symptomen, die das Leben schwer machen). Belastende Anzeichen sollten daher von allen Mitarbeitern beobachtet werden, um diese möglichst frühzeitig zu erkennen und direkt der Pflegefachkraft gemeldet werden, damit diese dann geeignete Maßnahmen einleiten kann. Ob die Beobachtungen direkt vom Betreuungsmitarbeiter im Bericht eingetragen werden soll, ist ebenfalls mit der Pflegefachkraft zu klären.

Typische Symptome, die am Lebensende zu Leiden führen können

- Schmerzen
- Luftnot
- Übelkeit und Erbrechen
- Bauchschmerzen durch Verstopfung
- Juckreiz
- Halluzinationen, also Wahnvorstellungen (ggf. verbunden mit Angst)
- Unruhe
- massive Müdigkeit und Schwäche
- Traurigkeit und Trauer über Handlungen im Leben, die nun als nicht richtig erkannt werden oder über solche, die nicht gelebt wurden (= ungelebtes Leben)
- Angst vor dem, was nach dem Tod kommt (Wo werde ich sein?)
- Angst vor einer Aufrechnung vor einem Gott oder einer anderen göttlichen Instanz
- Angst, nicht mehr selbst entscheiden zu können

3.10.3 Interdisziplinarität

Definition **Interdisziplinarität**

Unter Interdisziplinarität wird die Zusammenarbeit zwischen den verschiedenen Berufsgruppen verstanden.

Im Zusammenhang mit Palliative Care gilt: Dokumentieren Sie alle Gespräche mit Mitarbeitern anderer Berufsgruppen zu einem Betroffenen in der Palliativsituation. Schreiben Sie beobachtete Symptome, Wirkungen auf eingeleitete Maßnahmen oder neue Handlungsbedarfe konkret auf.
Gute Arbeit zeigt sich auch dadurch, dass alle sich gegenseitig ergänzen. Entsprechende Informationen, die eine solche ergänzende Arbeitsweise ermöglichen, werden im Pflege- und Betreuungsbericht dokumentiert bzw. vor Beginn der Arbeit gelesen. Auf diese Weise kann ein bestmögliches Angebot für den Betroffenen zusammengestellt werden. Wer wann was dokumentiert, ist zu klären.

3.10.4 Ständige Qualitätsentwicklung und -überprüfung

War eine Maßnahme bei einem Betroffenen angemessen und gut? War sie unangemessen oder schlecht? Die Antwort auf diese Frage gehört zur Qualitätssicherung und wird als Evaluation bezeichnet.

Indem Sie als Betreuungskraft die Entwicklung des Symptoms oder Problems während der Maßnahmen überprüfen und Ihre Erkenntnisse beschreiben, machen Sie Ihre Evaluation kenntlich. Gute Wirkungen sind erwünscht, entsprechende Maßnahmen werden fortgesetzt. Bei negativen Auswirkungen oder fehlender Wirkung und Zielerreichung sollte über die Veränderung von Maßnahmen nachgedacht werden.

Zeitweise ist eine solche Umstellung des Handlungsplans nicht möglich. Entweder sind schon alle möglichen Maßnahmen im Einsatz (es gibt keine Handlungsalternative mehr), der Betroffene lehnt weitere zur Verfügung stehende Maßnahmen ab (das Selbstbestimmungsrecht ist zu beachten) oder eine vorhandene Handlungsalternative würde andere, neue Probleme verursachen (Wechselwirkung).

Info
Beschreiben Sie Ihre Gedanken und Entscheidungen, warum der Handlungsplan geändert wurde, möglichst genau. Insbesondere in der Sterbesituation muss auch die Zielsetzung überprüft werden.

Jetzt geht es nur noch darum, Lebensqualität zu erhalten oder zu erzeugen. Maßnahmen, die ggf. lange gut und wirksam für den Betroffenen waren, können nun aufgrund veränderter Körperfunktionen eher unangenehme Auswirkungen haben oder zur Ablehnung beim Betroffenen führen. Der »gute Plan« ist somit immer wieder neu zu überprüfen, sprich: zu evaluieren.

3.10.5 Aufhebung der Hierarchie

Gemeint ist hiermit die Zusammenarbeit auf Augenhöhe zwischen den Berufsgruppen. Alle Mitarbeiter fühlen sich dafür verantwortlich, dass es dem Betroffenen möglichst gut gehen soll, alle beobachten Beschwerden, die zu Leid führen, alle sprechen sich miteinander ab, wie die bestmögliche Tagesgestaltung in dieser spezifischen Situation erreicht werden kann. Bei diesem Prinzip handelt es sich eher um eine spezifische Form der Zusammenarbeit, die sich im alltäglichen Miteinander im beruflichen Handlungsfeld zeigt, die jedoch nicht im Bericht verschriftlicht wird. Daher wird an dieser Stelle nicht näher darauf eingegangen.

3.10.6 Trauerarbeit und Trauerbegleitung

Trauer ist ein spezifisches, trauriges Gefühl, dass den Menschen befällt, wenn er einen Verlust erlitten hat. Verluste können sich auf Menschen, Tiere, Gegenstände oder Situationen und Gewissheiten beziehen. Besonderes Augenmerk sollte auf die sogenannte lebensbegleitende Trauer gelegt werden. Hierbei handelt es sich um die Trauer, die sich auf den Verlust des eigenen Zuhauses, der gewohnten Rituale, oder anderer wichtiger Dinge und Bedingungen aus dem eigenen Leben bezieht.

Am Ende eines Lebens stellen sich dem Menschen drei Kernfragen:

1. »Wer bin ich?«
2. »Was war Ziel und Sinn meines Lebens?«
3. »Wo gehe ich hin?«

In der Rückschau erkennt der Betroffene möglicherweise Fehler, die er in seinem Leben begangen hat. Diese sorgenvollen Erkenntnisse und die Traurigkeit benötigen einen Zuhörer und ggf. die Weitergabe von Informationen an eine Pflegefachkraft. Diese kann im Rahmen der Netzwerkpartner prüfen, ob es sinnvoll ist, eine weitere Berufsgruppe einzuschalten, z. B. den ambulante Hospizdienst oder einen Seelsorger.

Als Betreuungskraft können Sie sich als guter Zuhörer erweisen. Sie müssen nicht befürchten, dass Sie auf eine Frage des Sterbenden vielleicht keine Antwort haben. Der Sterbende möchte einfach seine Frage aussprechen können; eine Antwort verlangt er oftmals nicht.

3.10.7 Angehörigenarbeit und Begleitung der Angehörigen

Angehörige gelten in der Palliative Care als zweite Hauptbezugsgruppe. Auch sie sind betroffen von den Anforderungen und Veränderungen. Sie sind oftmals Betreuende, Abschied-Nehmende, Trauernde, Helfende und Zahlende. Es ist wichtig, dass ihre Bedürfnisse auch gesehen und, falls möglich, erfüllt werden.

Dokumentieren Sie deshalb auch die Handlungen, die für die Angehörigen regelhaft oder aktuell und anlassbezogen angeboten oder erbracht werden, sowie die Wirkungen.

3.11 Aussagen zur Entwicklung im Sterbeprozess

Die Entwicklung im Sterbeprozess kann sich zum einen auf erkennbare Anzeichen abnehmender Körperfunktionen beziehen. Oft sind das das Einstellen der Nahrungs- und Flüssigkeitsaufnahme, der Wunsch im Bett bleiben zu dürfen, die Ablehnung von Beschäftigungsangeboten, später der Rückgang von Wachheit und Ansprechbarkeit. Es handelt sich um **objektiv erkennbare Anzeichen**.

Zum anderen nehmen Sterbende ihren nahenden Tod häufig wahr und wollen dann mit einem anderen Menschen über ihre Gedanken und Gefühle sprechen. Sie suchen von sich aus den Kontakt, erhoffen sich einen offenen Zuhörer und Verständnis für ihre Situation.

So stellen insbesondere für ältere, aber auch für chronisch kranke Menschen Sterben und Tod nicht selten Themen dar, mit denen sie sich schon lange beschäftigt haben. Sie haben ggf. bereits viele Freunde und Bekannte verloren, waren bei deren Beerdigung und haben getrauert. Nun ist das eigene Leben schwer und einsam geworden, weil es immer weniger Freunde und Bekannte gibt. So denkt der alte Mensch ggf. häufiger über das eigene Sterben nach, sei es, weil er das eigene Leben als zu schwer empfindet oder weil der Tod herbeigesehnt wird: »Ach, würde der Herrgott mich doch bald holen.«

Möglicherweise sprechen sie genau den Mitarbeiter an, von dem sie sich ein ehrliches Gespräch erhoffen oder von dem sie glauben, dass er sie versteht. Das könnten Sie sein! Viele Betroffene haben gegenüber einer Betreuungskraft weniger Angst, dass diese direkt den Krankenwagen ruft und eine Einweisung ins Krankenhaus veranlasst.

Entsprechende Gespräche sollten Sie in ihren Kernbestandteilen dokumentieren (es sei denn, der Betroffene hat Sie gebeten zu schweigen). Schreiben Sie aber bitte nicht: »Frau K. hat mit mir über den Tod gesprochen«, weil der Leser bei einem solchen Eintrag nicht erkennen kann, was Sie mitteilen wollen oder was wichtig an diesem Eintrag ist.

Schreiben Sie, was genau der Inhalt des Gesprächs war: »Frau K. hat mir mit über ihren Tod gesprochen. Sie sei »beruhigt, weil alles geregelt ist«. Oder: »Frau K. äußerte Sorgen, dass sie nach ihrem Tod nicht im Familiengrab beerdigt wird und so nicht zu ihrem Mann kommt.« Sie sehen: Ängste und Sorgen oder letzte Wünsche, die es zu erfüllen gilt, werden konkret im Bericht beschrieben. Ebenso wird der Gesprächspartner genannt, der informiert wurde (▶ Kap. 5.12).

Äußert ein Betroffener Ihnen gegenüber akute Selbstmordgedanken, so müssen Sie das sofort der Pflegefachkraft melden!

3.12 Die Begutachtungsrichtlinie (BRi)

Seit 2017 gibt es das »Neue Begutachtungsinstrument der sozialen Pflegeversicherung«. Im Zuge des neuen Pflegebedürftigkeitsbegriffs ist auch eine Begutachtung erforderlich. Denn Pflegebedürftig sind *»Personen, die gesundheitlich bedingte Beeinträchtigungen der Selbstständigkeit oder der Fähigkeiten aufweisen und deshalb der Hilfe durch andere bedürfen.«*[10] Während der Begutachtung werden diese Beeinträchtigungen erfasst und bewertet.

Da Sie als Betreuungskraft den Betroffenen in anderen Situationen erleben als Pflegemitarbeiter, sollten Ihre Wahrnehmungen im Bericht erkennbar sein. Insbesondere bei beeinträchtigten Fähigkeiten im Bereich der Kommunikation und Kooperation, bei psychischen Problemen und Verhaltensauffälligkeiten, die als Folge gerontopsychiatrischer Erkrankungen auftreten und bei Beeinträchtigungen in der selbstständigen Gestaltung des Tagesablaufs ist dies wichtig (▸ Kap. 5.13).

---

[10] GKV & MDS (2017): Das neue Begutachtungsinstrument: Die Selbständigkeit als Maß der Pflegebedürftigkeit. S. 4 https://www.mds-ev.de/richtlinien-publikationen/richtlinien-grundlagen-der-begutachtung/pflegebeduerftigkeit.html

4 Häufige Fehler bei der Beschreibung

Zuweilen erfüllen Berichtseinträge nicht die Anforderungen. Schauen wir uns an, welche Fehler immer wieder auftreten – damit Sie sie künftig vermeiden.

4.1 Interpretieren statt beschreiben

Mancher Schreiber geht stillschweigend davon aus, dass ein Leser versteht und nachvollziehen kann, was er schrieb – und macht dabei gleich zwei Fehler:

1. Er hält seine Einschätzung für Realität. »Das habe ich so gesehen, das war so ...« oder: »Frau K. war zufrieden«. Dabei ist dem Schreibenden nicht bewusst, dass jeder Leser diese (unvollständige) Aussage anders interpretiert. Der eine Mensch interpretiert alles eher negativ (Pessimist), der andere eher positiv (Optimist).
2. Das menschliche Gehirn vervollständigt, was fehlt. Aus wenigen Informationen bastelt sich das Gehirn ein komplettes Bild, indem es auf individuelle Erfahrungen zurückgreift. Wenige Informationen, z. B. über Frau K. reichen aus, um daraus unbemerkt und meist unhinterfragt eine Annahme zu entwickeln. »Frau K. ist so und so«. Hierbei merken wir gar nicht, dass unser Gehirn hier eine Verallgemeinerung oder ein Vorurteil konstruiert. Genau das geschieht auch beim Lesen von Betreuungsberichten: Aus wenigen Informationen stellt sich der Leser ein vollständiges Bild zusammen, das mit der Wirklichkeit evtl. gar nichts zu tun hat.

Fazit **Informieren statt interpretieren**

Es ist also wichtig, dass Sie als Schreibender in Ihrem Eintrag alle erforderlichen Informationen zusammenstellen, damit der Leser weder interpretieren muss noch einer unbewussten Konstruktion anheimfällt.

4.2 Keine Zahlen, Daten oder Fakten (ZDF)

Berichtseinträge beinhalten oftmals keine oder nur unzureichende Zahlen, Daten und Fakten (ZDF). Beschreibungen beinhalten nur zu grobe oder verallgemeinernde Angaben, jedoch keine oder nur ungenaue Angaben zu. Beachten Sie deshalb die folgenden Grundsätze, wenn Sie einen Eintrag verfassen:

- **Art der Reaktion (Selbstaussage des Betroffenen):** Was sagte er konkret oder beschreiben Sie die nachvollziehbaren Anzeichen!? Schreiben Sie auf: Was sehe ich? Was höre ich? Was rieche ich? Was fühle ich mit meinen Händen?
- **Intensität eines Verhaltens:** Was zeigte sich wie stark oder in welchem Ausmaß? Schreiben Sie: Was sagte der Betroffene? Wie lange war der Betroffene z. B. nach einem Angebot unruhig? Wie ausgeprägt war die Unruhe?
- **Konkrete Angabe eines Problems oder Phänomens:** Was bedeutet z. B. Verwirrung? Schreiben Sie: Wie zeigte sich das Problem? (Immer zuerst die Selbstaussage) An welchen Anzeichen erkennen Sie ein Problem?
- **Abfolge von Handlungsangebot, Reaktion:** bei Ablehnung des Angebots evtl. ein Kompromiss, anschließende Reaktion des Betroffenen (ggf. auch noch Reaktionen im weiteren Tagesverlauf oder am nächsten Tag). Schreiben Sie: Entsprach das Angebot dem Bedürfnis oder der aktuellen Situation des Betroffenen oder wurde es aufgrund der Entscheidung und der Vorliebe des Mitarbeiters angewendet?
- **Informationen an einen anderen Mitarbeiter/eine andere Berufsgruppe:** Schreiben Sie: Wer wurde konkret über was informiert? Welche Entscheidung wurde getroffen?

4.2.1 Unvollständige Angaben

Unvollständig sind Berichtseinträge dann, wenn nur Sie als Eintragender wissen, was gemeint war, während Ihre Leser Fragen haben (und deshalb interpretieren oder konstruieren). So zeigen sich bei unvollständigen Einträgen folgende Defizite:

Es wird nur das Problem beschrieben: z. B. »Frau K. weinte heute den ganzen Nachmittag«. Sicherlich haben Sie Frau K. Angebote gemacht. Übrigens: In der Begutachtungsrichtlinie zur Pflegebegutachtung werden in Modul 3 Psychische Probleme und Verhaltensweisen begutachtet (▶ Kap. 5.13). Damit Punkte berechnet werden können, muss eine entsprechende gerontopsychiatrische Diagnose vorliegen, entsprechende Probleme oder Verhaltensweisen müssen regelmäßig auftreten und es muss ein Hilfebedarf beim Betroffenen vorliegen. Ist nur das Problem beschrieben, jedoch nicht, ob der Betroffene sich hilfesuchend beim Personal meldet oder auf andere Weise seinen Hilfebedarf zeigt und nicht was getan wurde, werden entsprechende Punkte ggf. nicht vom Gutachter gerechnet.

Die Notwendigkeit personeller Unterstützungs- und Hilfeleistungen ist nicht erkennbar: Auch diese Erkenntnisse sind für die Pflegebegutachtung wichtig. Kann ein Betroffener ein psychisches Problem selbst kompensieren, kommt er also ohne Hilfe damit zurecht, werden keine Punkte berechnet. Es muss also im Betreuungsbericht erkennbar sein, dass der Betroffene das Problem nicht allein kompensieren konnte und deshalb eine personelle Unterstützung und Hilfe nötig ist. Z. B.: »Frau K. hat von 13:00–18:30 Uhr geweint und ständig nach ... gerufen. Ablenkungsversuch mit Zeitschriften und Spaziergang im Garten wirkte. Frau K. aß dann ihr Abendbrot ohne weiteres Weinen.«

Die Uhrzeit, zu der ein Problem auftrat oder die Dauer sind nicht beschrieben: »Frau K. weinte den ganzen Nachmittag.« Die genaue Uhrzeit (wie oben beschrieben) ist notwendig, um den Zusammenhang zwischen möglichen Auslösern wie z. B. einer nachlassenden Konzentration bei einem Menschen mit Demenz am Nachmittag oder die Dauer eines Problems nachvollziehen zu können.

Die Häufigkeit eines Problems ist nicht beschrieben: Insbesondere im Bereich gerontopsychiatrischer Auswirkungen, Verhaltensauffälligkeiten und Problemlagen muss im Rahmen der Pflegebegutachtung (Pflegegrad) die Häufigkeit benannt werden. Abhängig davon gibt es Punkte, die später die Höhe des Pflegegrades mitbestimmen. Es ist jedoch nicht notwendig, jedes einzelne Auftreten mit Zeitpunkt zu benennen. Nach wenigen Tagen kann auch ein zusammenfassender Eintrag erfolgen wie z. B.: »Frau K. fragte zwischen 9:00–12:00 Uhr mindestens zehn Mal, wann ihr Mann käme.«

Es ist unklar, welches Angebot konkret gemacht wurde: Bsp. »Basale Stimulation durchgeführt«. Hier fehlt die Angabe, welche Maßnahme aus dem großen Repertoire der Basalen Stimulation® konkret angewendet wurde. Schreiben Sie also z. B. »beruhigende Handmassage mit Rosenöl durchgeführt.«

Die Wirkung einer eingesetzten Maßnahme ist nicht beschrieben: So aber kann in der Evaluation nicht erkannt werden, ob sich eine bestimmte Maßnahme bei wiederholender Problematik eignet. (Beispiel: »Herr V. weinte, validierendes Gespräch würde durchgeführt.«)

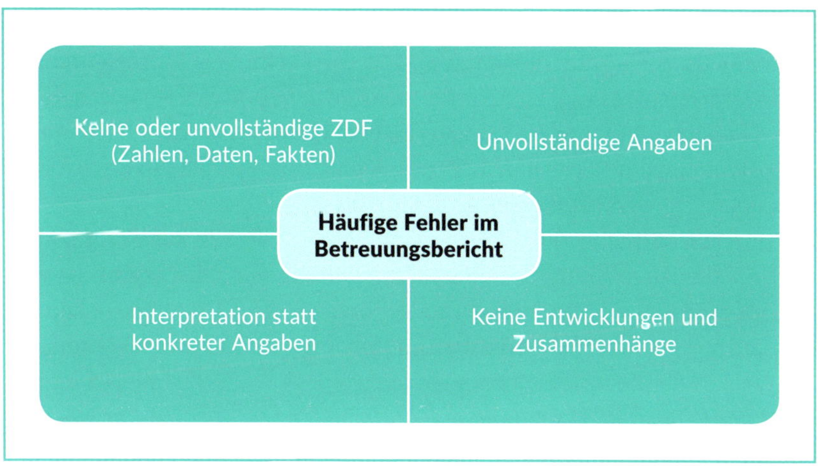

Abb. 8: Häufige Fehler im Betreuungsbericht.

4.2.2 Mutmaßungen (Annahmen)

Mutmaßungen liegen dann vor, wenn keine genauen Beweise erbracht werden können und etwas trotzdem als Tatsache beschrieben wird. So darf das Wohlbefinden bei Menschen, die an gerontopsychiatrischen Erkrankungen leiden und die nicht in der Lage sind, sich selbst zu äußern, immer nur der Eintrag erfolgen: »... wirkte ...« Natürlich müssen dann auch die Indizien (Mimik, Gestik, Verhalten, vegetative Symptome – ▶ Abb. 2) beschrieben werden.
So können die übrigen Mitarbeiter das genannte Phänomen oder die Indizien nachvollziehen und ggf. ebenfalls beobachten, um evtl. zu der gleichen Ansicht zu kommen. Selbst wenn alle Mitarbeiter gleiche Anzeichen beobachten, bleibt es in einem gewissen Maße immer eine Mutmaßung, die ggf. von dem abweicht, was der Betroffene selbst denkt und fühlt. Menschen mit »Fassade«, also einer Scheinhülle um sich herum, können sich nach außen, also im Bereich von Mimik, Gestik und Verhalten ganz anders zeigen, als sie in Wirklichkeit sind (= Innen- und Außenseite des Menschen – ▶ Kap. 2.1).

4.2.3 Verallgemeinerungen

Gesetze und Richtlinien geben zum Teil die Rechte des Betroffenen vor. Hier werden z. B. Aussagen über die Häufigkeit von Angeboten an Betreuung (Gruppen- und Einzelangebote) gemacht. Es wird beschrieben, worauf der Betroffene ein Recht hat, z. B. das Recht, dass ihm Angebote gemacht werden, selbst wenn er diese täglich ablehnt.
Der durchschnittliche Zeitwert, der sich rein rechnerisch aus der Anhaltszahl für die Berechnung der Stellen der Betreuungskräfte ergibt, beträgt durchschnittlich als Mindestwert 10 Minuten pro Tag. Diese Werte können aber auch summiert und dann z. B. an drei Tagen in der Woche, einmal in der Woche oder noch seltener angeboten werden.

Natürlich kann der Betroffene Angebote annehmen oder ablehnen. Wie viel Betreuung ein Mensch bekommen sollte oder was für ihn richtig ist, muss immer im Einzelfall geprüft werden. Entsprechende Feststellungen sind davon abhängig, was ein Mensch in seinem bisherigen Leben gewohnt war, ob er allein oder in einer großen Gemeinschaft gewohnt hat, ob er eher ein Einzelgänger oder ein Gruppenmensch war, ob er lieber Probleme allein löst oder sich von anderen helfen lässt und welche Bedürfnisse er nun hat.

Wichtig **Immer zuerst die biografische Situation**

Es werden Angebote gemacht, bewertet und beschrieben, wie der Betroffene sich äußert oder reagiert. Alle Bewertungen können immer nur aus der Perspektive des Betroffenen vorgenommen werden. Sie sollten nie Ihre eigenen Maßstäbe zugrunde legen und Feststellungen treffen wie: »Man müsste...« – »Man sollte...« – »Ich finde...«.

Die Eignung und/oder Notwendigkeit religiöser und spiritueller Angebote ist ebenso wenig zu verallgemeinern wie die von Angeboten zur Beschäftigung, Betreuung und Aktivierung. Jeder Mensch ist einzigartig und alle Bedürfnisse können sich im Laufe des Lebens verändern (auch die biografisch geprägten Vorlieben, Abneigungen und Gewohnheiten).

4.2.4 Beschreibungen ohne Zusammenhänge

Es ist ein Fehler, dass ein Problem oder ein Verhalten zusammenhanglos beschrieben wird. Z. B.: »Frau K. weinte ...« Welche Erkenntnis soll der Leser gewinnen? Welchen Grund gab es für das Weinen? Was wurde gemacht oder angeboten? Welche Reaktion oder welches Verhalten zeigte sich dann beim Betroffenen? War es später besser (konkreter beschreiben, was besser war!) oder hat sich das Weinen am Nachmittag fortgesetzt?

Fazit **Keine Beschreibung – kein Zusammenhang**

Ohne Beschreibungen zu den Zusammenhängen ist ein Erkennen von Ursachen, das Verstehen oder eine sinnhafte Veränderung der Planung nicht möglich.

4.2.5 Kein roter Faden

Mit dem roten Faden ist das fortlaufende oder wiederkehrende Beschreiben eines akut auftretenden Problems, einer aktuell auftretenden Veränderung von Ressourcen oder Problemen oder eine neu auftretende Notwendigkeit, eine Maßnahme anders durchzuführen, gemeint. Es geht darum, die Entwicklung aufzuzeigen. In Kapitel 3.1 schrieb ich, dass insbesondere in der Verwendung des Strukturmodells alles, was in der Informationssammlung schon beschrieben oder in der Handlungsplanung als Routinehandlung aufgezeigt ist, nicht ständig erneut im Bericht zu dokumentieren ist.

Anders sieht es mit den Informationen aus, die eine aktuelle Veränderung zeigen und die zurzeit weder in der SIS® noch in der Handlungsplanung beschrieben sind.

Hier müssen Sie den Betreuungsbericht so lange täglich oder in kurzen Intervallen führen, bis die Informationssammlung in der SIS® und in der Evaluation verändert wurde oder bis die Erkenntnisse in den Handlungsplan eingeflossen und das Vorgehen dort angepasst wurde.

Eine weitere Fortsetzung der Beschreibung kann auch dann entfallen, wenn ein Eintrag (z. B. »Problem XY ist beendet«) belegt, dass sich das entsprechende Phänomen nicht mehr zeigt und der vorherige Zustand oder Normalzustand wieder erreicht ist. Gleiches gilt auch für andere Arten von Dokumentationssystemen.

Fazit **Vom Bericht in die Informationssammlung**

Der Bericht ist das Dokument, in dem aktuelle und neue Phänomene und Entwicklungen beschrieben werden. Treten diese häufiger oder länger auf, sind sie in die Informationssammlung zu übertragen.

4.2.6 Zu umfangreiche Formulierungen

So wie das Nachvollziehen von Sachverhalten und Verläufen schwierig ist, wenn die erforderlichen Informationen nicht beschrieben sind, so schwer ist es auch, das Wichtigste eines Eintrages zu entnehmen, wenn er zu ausführlich geschrieben wurde.

Jeden Satz mit »Frau K.« zu beginnen ist ebenso überflüssig wie eingepflegte Verbindungsteile wie: »Daraufhin sagte ich...«, »Sie sagte dann...« Hier können die wesentlichen Informationen im Telegrammstil aneinandergereiht werden (▶ Kap. 8).

4.2.7 Stigmatisierende Beschreibungen

Hierbei handelt es sich um Beschreibungen, bei denen ein Mensch verallgemeinernd bewertet wird. Er wird stigmatisiert, bekommt sozusagen ein »Pflaster auf die Stirn« mit der Aussage: »Du bist so und so...« Die Folge solcher Bewertungen ist, dass zum einen das Verhalten der Mitarbeiter sich dann auf diese Vorurteile bezieht, z. B. die Nähe zu einem Menschen, der angeblich »aggressiv« ist, gemieden wird. Auch besteht die große Gefahr, dass der Betroffene mit Psychopharmaka behandelt wird

Fazit **Vermeiden Sie stigmatisierende Beschreibungen**

Beschreiben Sie immer konkret, was er sagte (wörtliches Zitat), welches Verhalten der Betroffene in welcher Situation zeigte. Erst Selbstaussage, dann beobachtete Anzeichen. (▶ Kap. 5.15)

5 Gute Einträge – schlechte Einträge

In den folgenden Tabellen zeige ich Ihnen beispielhaft schlechte bzw. unangemessene (linke Spalte) und gute bzw. angemessene Einträge (rechte Spalte). Wie Sie von einem unangemessenen Eintrag zu einem angemessenen kommen, zeigen Ihnen die Fragen in der mittleren Spalte. Diese Beispiele können sicherlich ergänzt werden. Sie sollen hier lediglich Ihrer Sensibilisierung dienen. Die Bemerkungen »Selbstaussage« bzw. »Beobachtung« gehören nicht zum konkreten Berichtseintrag. Hier geht es darum, dass Sie die Möglichkeiten kennenlernen, dass der Betroffene selbst etwas aussagt oder dass Sie – wenn er dies nicht kann – Ihre Beobachtungen konkret angeben.

5.1 Abweichungen in der Maßnahmendurchführung

Bei regelmäßig auftretenden Problemen sollten Sie möglichst immer die gleiche Maßnahme anbieten und bei Einwilligung durch den Betroffenen auch durchführen, wenn sie eine positive Wirkung zeigt. Daneben sollten Angebote nicht langweilig sein.

Behalten Sie auch die zeitlich vorgeplante Anwendung der Maßnahme ggf. bei, wenn das Problem regelhaft zur gleichen Uhrzeit auftritt. Lehnt der Betroffene jedoch die Maßnahme ab oder entwickeln sich neue oder andere Probleme, müssen Sie die Maßnahme in einer anderen Art und Weise durchführen, die Handlung ganz ändern oder darauf verzichten.

Generelle Fragen:
- In welcher Weise wurde abgewichen (Was war anders?)?
- Welche Ursache/Begründung gab es für die Abweichung?
- Welche Reaktion des Betroffenen oder welche Wirkung zeigte sich?

Tab. 2: Einträge bei Abweichungen im Verhalten

Unangemessen	Fragen/Ursachenanalyse	Angemessen
Heute keine basale Stimulation durchgeführt.	Warum wurde die Maßnahme nicht durchgeführt? Wurde stattdessen eine andere Maßnahme angeboten und durchgeführt? Welche Wirkung zeigte sich?	Heute statt der beruhigenden Handmassage mit Rosenöl mit Frau K. »Großer Gott, wir loben Dich« gesungen (Wunsch). Heute sei der Todestag ihres Bruders und das wäre sein Lieblingslied. Bedankte sich.
Herr T. war nicht beim Singen.	Warum war er nicht beim Singen? Was war sein Problem/Anliegen? Bekam er ein anderes Angebot? Welche Wirkung zeigte sich?	Herr T. fühlte sich aufgrund einer Grippe nicht wohl, wollte im Bett bleiben. 14:00 Uhr: Geschichte »Peter und der Wolf« vorgelesen. Er wollte nach eigener Aussage nächstes Mal wieder zum Singen kommen. Das Lesen sei schön gewesen: »Wie früher bei Oma.«

5

5.2 Abweichungen im Verhalten

Bei den meisten Menschen zeigen sich unterschiedliche Tagesformen und nicht kontinuierlich gleichbleibende Bedürfnisse. Beides kann die Reaktion auf eine Maßnahme oder ein Verhalten tagesaktuell verändern.

Vorlieben können zu Abneigungen werden, wenn die Erfahrungen nicht mehr nur positiv oder sogar negativ sind. Auch Gefühle können dazu führen, dass an einem Tag eine Maßnahme als schön, an einem anderen als nicht wohltuend empfunden wird.

Generelle Fragen:

- Welches Verhalten war heute anders?
- Was war ggf. die Ursache hierfür? Warum reagierte der Betroffene anders?
- Bestand Handlungsbedarf und der Betroffene bekam ein anderes Angebot?
- Welche Wirkung zeigte sich dann?
- Welche Wirkung zeigte sich, wenn keine Handlung erfolgte?

Tab. 3: Einträge bei Abweichungen im Verhalten

Unangemessen	Fragen/Ursachenanalyse	Angemessen
Herr V. zeigte heute ein ablehnendes Verhalten, als ich ihn zur Gruppengymnastik abholen wollte.	Wie zeigte sich das veränderte Verhalten? Was war erkennbar? In welcher Situation, bei welchem Vorgehen oder aufgrund welcher Bedingungen zeigte sich das veränderte Verhalten? Was wurde unternommen?	Herr V. wollte nach eigener Aussage heute nicht an der Gruppengymnastik teilnehmen, seine Frau käme mittags. Mein Angebot, ihn morgen mit zum Kegeln zu nehmen, nahm er mit einem Nicken an.
Frau F. zeigte heute eine traurig wirkende Tagesform.	Wie zeigte sich das andere Verhalten? Was wurde unternommen und mit welcher Wirkung? Wie war der weitere Verlauf?	Beobachtung: Frau F. zeigte heute nicht die bei ihr sonst übliche Fröhlichkeit, saß still, mit hängendem Kopf im Sessel im Tagesraum. Auf meine Frage: »Geht es Ihnen nicht gut? kam keine Antwort. Später aktive Mitarbeit und fröhlicher Gesichtsausdruck beim Basteln der Weihnachtskugeln.

5.3 Biografische Informationen und ihre Veränderungen

Biografische Informationen betreffen die Spuren, die das individuelle Leben hinterließ. Es handelt sich um Vorlieben, Abneigungen und Gewohnheiten. Diese könnten sich ändern.

Generelle Fragen:

- Welche Vorliebe ist neu oder nicht mehr vorhanden?
- Welche Abneigung hat sich geändert?
- Welches Ritual oder welche Gewohnheit ist anders?
- Erfolgt die Veränderung der Handlungsplanung? Wenn ja, in welcher Weise?
- In der Evaluation: Zeigen sich die Vorlieben und Gewohnheiten stabil, sodass die Handlungsplanung weiterhin sinnvoll erscheint und fortgesetzt wird?

5

Tab. 4: Einträge zu biografischen Informationen und ihre Veränderungen

Unangemessen	Fragen/ Ursachenanalyse	Angemessen
Frau K. isst gern Apfelkuchen.	Woher stammt die Information? (Selbstaussage oder Beobachtung?)	Selbstaussage: Frau K. sagte, dass sie besonders gern Apfelkuchen isst (»…den mit Mürbeteigboden buk meine Mutter immer.«) Beobachtung: Frau K. zeigte beim Kaffeetrinken ein fröhliches Gesicht. Sie griff sofort nach dem Teller mit dem Apfelkuchen und sagte: »Hm, lecker!«
Herr Ö. sitzt nicht gern in Gruppen mit vielen Menschen.	Woran lässt sich diese Abneigung erkennen? (Selbstaussage oder Beobachtung?)	Selbstaussage: Herr Ö. sagte, dass es ihm zu unruhig ist, wenn mehr als drei Menschen im gleichen Raum sind. Ihn störe der Lärm. Beobachtung: Herr Ö. wird zunehmend unruhiger und scharrt mit den Füßen, klopft mit dem Becher auf den Tisch, wenn mehr als drei Menschen mit ihm im Raum sind.

5.4 Wirkung und Nebenwirkung einer Maßnahme

Jede Maßnahme hat ggf. eine (erwünschte) Wirkung und/oder eine (unerwünschte) Nebenwirkung. Maßnahmen, bei denen eine positive Wirkung auftritt, sollten weiter angewendet werden. Kommt es hingegen zu einer unerwünschten Nebenwirkung oder überwiegt diese die positiven Auswirkungen, muss über eine Änderung des Handlungsplans nachgedacht werden.

Werden nur die Maßnahmen eingetragen, die Wirkung oder Nebenwirkung aber nicht, liegen keine Informationen vor, die der Evaluation, also der Bewertung dienen. Hier bleibt der Maßnahmenplan beliebig und kann nicht begründet werden. Die Ausrichtung allen Handelns an der individuellen Bedürfnissituation ist nicht erkennbar.

Generelle Fragen

- Welche Wirkung zeigt sich bei welcher Maßnahme? (Selbstaussage oder Beobachtung?)
- Wie stark war diese?
- War der Betroffene damit zufrieden?
- Gab es auch unerwünschte Wirkungen (= Nebenwirkungen)?

Tab. 5: Einträge zu Wirkungen und Nebenwirkungen einer Maßnahme

Unangemessen	Fragen/ Ursachenanalyse	Angemessen
Das Betreuungsangebot zeigte eine gute Wirkung.	Welche Maßnahme fand statt? Welche Wirkung zeigte sich?	Die beruhigende Handmassage mit Rosenöl zeigte eine langsamer werdende Atmung (von 17 zu 14/Minute) Angabe der Anzahl der Atemzüge (Beobachtung vegetativer Anzeichen)
Im Gruppenangebot Singen war Frau L. glücklich.	Bei welchem Lied war dies erkennbar? Äußerte sie ihr Glücklichsein? Woran war es erkennbar?	Selbstaussage: Beim Singen von »Hoch auf dem gelben Wagen« äußerte Frau L., dass sie sich immer freue, dieses Lied zu singen. Sie habe es immer mit ihrem Vater gesungen. Beobachtung: Beim Singen von »Hoch auf dem gelben Wagen« wirkt Frau L. immer besonders fröhlich, schaut mit einem strahlenden Gesichtsausdruck in die Runde und schmettert das Lied.
Herr S. mochte das Basteln nicht.	Was wurde gebastelt? Woran war erkennbar, dass er das Basteln nicht mochte?	Selbstaussage: Herr S. sagte, dass er beim Basteln nicht mitmachen möchte. »Schon früher in der Schule habe ich diese Arbeiten gehasst.« Beobachtung: Herr S. zeigte beim Basteln von Papiersternen zunehmende Anzeichen von Unruhe, klopfte mit dem Becher immer auf den Tisch und rief »Hallo«. Hinweis: Ggf. muss Herr S. zur Toilette und kann dies nicht mehr äußern, sodass er nur noch mit Anzeichen reagieren kann.

Unangemessen	Fragen/ Ursachenanalyse	Angemessen
Nach den Bewegungsübungen und der Entspannungsmassage war Frau U. entspannt.	Welche Bewegungsübungen und welche Art von Massage wurden angewendet? Wo wurde massiert? Womit wurde massiert (Material wie Rosenblüten etc.)? Wie konnte die Entspannung nachgewiesen werden? (Selbstaussage oder Beobachtung?)	Selbstaussage: Frau U. sagte nach den Schulterübungen in der Bewegungsrunde (nach Standard 2c), dass ihre Arme sich nun leichter anfühlen würden. Nach der Igelballmassage am Rücken (rauf und runter neben der Wirbelsäule) gab sie ein leichtes wohliges Kribbeln an. Beobachtung: Frau U. konnte den Arm nach den Schulterübungen in der Bewegungsrunde (nach Standard 2c) ca. 10 cm höher heben (ausgestreckter Arm ca. auf Schulterhöhe) und zeigte einen entspannten Gesichtsausdruck (keine Stirnfalte mehr).
Frau K. findet die Maßnahme XY gut.		Beobachtung: Frau K. streichelte wiederholt den Arm von Frau L., schaute mich wiederholt mit einem liebevollen Gesichtsausdruck an und sagte immer wieder »mein Liebchen«.
Herr Ö. war heute lieb zu mir...		Beobachtung: Herr Ö. wollte mir immer Schokolade schenken, wenn ich ihm etwas brachte.
Frau I. wollte Kontakt zu Herrn K.		Beobachtung: Frau I. suchte immer wieder die Nähe von Herrn K., setzte sich neben ihn, lächelte ihn an.
Herr A. mag die Pflegenden sehr gern.	Woran wurde erkannt, dass eine Situation als schön empfunden wurde?	Beobachtung: Herr A. möchte immer alle Pflegenden in den Arm nehmen und Küsschen geben (Beobachtung der letzten fünf Tage)

5.5 Wirkung von Motivation und Umstimmungsarbeit

Motive sind Beweggründe, die den Menschen zu einem bestimmten Verhalten anregen. Es gibt Motive, die ihn handeln lassen und Motive, die zur Ablehnung oder zur Unterlassung eines Handelns führen.

Motivation oder motivierende Handlungen sind entsprechend Maßnahmen, die einen anderen Menschen verführen und locken sollen, an etwas teilzunehmen oder zu tun.

Generelle Fragen:

- Was wurde in welcher Situation zur Motivation unternommen? Womit wurde gelockt und motiviert? Wie waren die Rahmenbedingungen der Situation?
- Wie lange wurde motiviert (Zeit)?
- Was wurde unternommen, wenn die Motivation nicht funktionierte? (anderer Weg oder Akzeptanz der Ablehnung? Selbstbestimmungsrecht immer beachten! Überreden ist auch Gewalt!)
- Konnten andere Motive oder Bedürfnisse beim Betroffenen erkannt werden, die seine Ablehnung erklären?
- Hat die Motivation gewirkt? Wenn ja, woran war dies erkennbar?

Tab. 6: Einträge zu Motivation und Umstimmungsarbeit

Unangemessen	Fragen/Ursachenanalyse	Angemessen
Frau K. war nicht motiviert.	Wozu war Frau K. nicht motiviert? Wie zeigte sich die fehlende Motivation? Was hat sie gesagt oder gezeigt? Was wurde unternommen, um die Motivation zu erzeugen? Welche Reaktion zeigte die Betroffene auf die Motivation? (Verlauf?)	Selbstaussage: Frau K, sagte: »Ich habe keine Lust zum Basteln. Das ist doch Kinderkram.« Frage: »Haben Sie denn Lust einfach nur zuzuschauen?« Antwort »Ja, ich komme mit, wenn ich nichts ausschneiden muss.«

Unangemessen	Fragen/Ursachenanalyse	Angemessen
Herr B. ließ sich trotz vielfacher Versuche nicht motivieren.	Zu welcher Maßnahme wurde er motiviert? Was heißt »vielfach«? Wie wurde motiviert? Wie wurde die fehlende Motivation festgestellt?	Selbstaussage: Herr B. lehnte das Angebot mit in den Garten zu gehen ab. »Mir ist es da zu warm.« Das Angebot, sich in den Schatten zu setzen, lehnte er ab: »Lass mich mal lieber hier. Ich war früher schon genug im Garten.« Fragte ihn am Nachmittag noch einmal, weiter Ablehnung mit dem gleichen Argument.
Frau L. wurde von mir heute gut motiviert und hat dann das Angebot gut mitgemacht.	Wie habe ich gut motiviert (Was war gut und womit habe ich sie motiviert?) Wie zeigte sich ihr gutes Mitmachen?	Selbstaussage: Versprach Frau L. dass nachher der Eiswagen käme und sie ein Eis bestellen könne, wenn sie mit uns im Garten ist. »Das ist ja toll, dann komme ich mit. Ein Eis lass ich mir nicht entgehen.« Sie wollte dann sogar ganz ohne Rollstuhl gehen: »Die Strecke schaffe ich doch allein.«
Herr Z. zeigte sich motiviert bei der Bastelrunde.	Wie zeigte Herr Z. seine Motivation? Was wurde gebastelt?	Beobachtung: Herr Z. nahm sofort am Tisch die Schere in die Hand, schaute sich die kopierte Vogelabbildung an und schnitt den Vogel aus. Dabei lachte er fröhlich.
Frau Ö. konnte zur Teilnahme am Gedächtnistraining überredet werden.	Welches Verhalten zeigte sie? Warum musste sie »überredet« (»motiviert«) werden? Mit welchen Methoden wurde sie überredet/ motiviert?	Selbstaussage: Frau Ö: »Nein, heute kommt meine Tochter, da gehe ich nicht zum Gedächtnistraining.« Meine Aussage: »Ich informiere Ihre Tochter. Dann kann sie dazu kommen.« Frau Ö: »Ja, dann komme ich mit.« Beobachtung: Beim Gedächtnistraining lächelte sie, als sie die alten Kinderreime vervollständigen konnte.
Herr P. sagte dass ich ihn überzeugt hätte und nahm am Kegeln teil.	Woran war das erkennbar? Was wurde getan? Welche Methode / Argumente wurden eingesetzt?	Selbstaussage: Herr P. wollte erst nicht am Kegeln teilnehmen. Das sei ihm dort alles zu laut. Meine Aussage: Es kommen nur drei andere Menschen. »Na gut, dann komme ich eben mit.«

5.6 Wohlbefinden und Unbehagen

Wohlbefinden als positives Gefühl und Unbehagen als eher negativ empfundene Wahrnehmung sind Qualitätsempfindungen der Seele und können nicht ohne weiteres erkannt werden, wenn der Betroffene sie nicht äußert. Hier können nur Indizien beobachtet werden. In jedem Fall ist bei allen Menschen, die dies können, eine Selbstaussage einzuholen.

Fragen zur Erfassung des Wohlbefindens

- Wie geht es Ihnen heute?
- Wie fühlen Sie sich?
- Was sagt die Seele- fühlt sie sich hier Zu Hause? Geht es ihr gut?

Info

Bei geäußertem Wohlbefinden wie auch bei Unbehagen sollten Sie immer nach der Ursache fragen, um diese evtl. zu einem anderen Zeitpunkt bewusst herzustellen oder zu vermeiden.

Generelle Fragen:

- Fühlt der Betroffene sich wohl oder unwohl?
- Macht er eine eigene Aussage oder werden Anzeichen beobachtet?
- Was wird genau beobachtet?
- Unter welchen Bedingungen (Situation, Art des Angebots) werden Aussagen zu Wohlbefinden oder Unbehagen geäußert oder entsprechende Anzeichen beobachtet?
- Wird etwas unternommen? Wenn ja, mit welcher Wirkung?

Tab. 7: Einträge zu Wohlbefinden und Unbehagen

Unangemessen	Fragen/Ursachenanalyse	Angemessen
Frau B. fühlte sich heute wohl.	Wobei oder wann fühlte sie sich wohl? Wie wurde das Wohlbefinden festgestellt?	Selbstaussage: Frau B. äußerte: »Das ist so schön. Die Sonne streichelt mich«, als wir um 14:00 Uhr gemeinsam auf der Bank vor dem Haus saßen und über den Frühling sprachen.
Herr S. war glücklich, als seine Tochter heute Mittag bei ihm war.	Woher weiß man, dass er glücklich war? Welche Faktoren haben dies ausgelöst?	Beobachtung: Herr S. summte mit einem fröhlich wirkenden Gesichtsausdruck vor sich hin, als seine Tochter von 15:00 bis 16:00 Uhr zu Besuch war.
Frau B. ging es heute Mittag nicht gut.	Was bedeutet »Heute Mittag?«- Uhrzeit? Bei welcher Aktivität trat das Unwohlsein auf? Was bedeutet, es geht ihr nicht gut? Woran konnte dies erkannt werden?	Selbstaussage: Frau B. äußerte beim Spaziergang im Garten um 14:00 Uhr Unwohlsein. »Mein Herz schlägt so schnell!« Rückgang zum Wohnbereich, Information der PFK. Beobachtung: Frau B. zeigte beim Spaziergang im Garten um 14:00 Uhr Anzeichen von Unwohlsein: weißes Gesicht, griff sich immer wieder mit der linken Hand an die Brust und an den Hals uns sagte »Herrjemine.« Rückgang zum Wohnbereich, Information der PFK.
Herr W. sah aus, als würde er sterben. Es ging ihm gar nicht gut.	Wodurch entstand der Eindruck, dass Herr W. stirbt? Welche Beobachtungen wurden gemacht? Wodurch entstand der Eindruck, dass es ihm gar nicht gut geht?	Beobachtung: Herr W. hatte um 15:00 Uhr beim Kaffeetrinken einen plötzlichen Hustenanfall, blaue Gesichtsfarbe, schnappte nach Luft, griff sich mit der rechten Hand an den Hals und verdrehte die Augen. Sofort PFK informiert.

5.7 Ablehnung und Unruhe

Ablehnung zeigt das »Nein« gegenüber einem Angebot oder der Durchführung einer Maßnahme. Menschen, die ein solches Nein nicht mehr zielgerichtet äußern oder zeigen können, entwickeln ggf. Anzeichen von Unruhe. Diese kann als Wunsch zu flüchten oder die Fremdbestimmung abzulehnen bzw. für die Erfüllung der eigenen Bedürfnisse zu sorgen, gedeutet werden.

Generelle Fragen:

- Lehnt der Betroffene etwas ab? Wenn ja, wie zeigt sich diese Ablehnung konkret? (Selbstaussage oder Anzeichen?)
- Fühlt sich der Betroffene unruhig oder werden entsprechende Anzeichen beobachtet?
- In welcher Situation/unter welchen Bedingungen entstehen die Aussage oder die Anzeichen?
- Wird eine Maßnahme angeboten oder durchgeführt? Wenn ja, mit welcher Wirkung?

Tab. 8: Einträge zu Ablehnung und Unruhe

Unangemessen	Fragen/Ursachenanalyse	Angemessen
Herr K. lehnte das Angebot ab.	Woran wurde die Ablehnung/Unruhe erkannt? Selbstaussage oder Anzeichen?	Selbstaussage: Herr K. sagte bei der Einladung zum Angebot XY: »Nein danke, meine Tochter kommt heute«. (Die Tochter kommt aber immer nur sonntags).
Frau C. wollte das Angebot XY nicht.		Beobachtung: Frau C. versuchte aufzustehen und wegzugehen, wandte sich ab, wenn sie aufgefordert wurde, bei der Gymnastik mitzumachen.
Frau Ü. wehrt die Maßnahme XY ab.		Beobachtung: Frau U. beginnt zu stöhnen/schreien/rufen, wenn sie in die Maßnahme XY eingebunden werden soll.
Herr T. mag die Maßnahme XY nicht.		Beobachtung: Herr T. zeigt durch schnellere Atmung, aufgeregten Gesichtsausdruck, dass ihm die Situation XY oder das Angebot XY nicht gefällt oder sogar Stress bereitet.

Unangemessen	Fragen/Ursachenanalyse	Angemessen
Frau P. lehnt die Teilnahme am Angebot XY ab.		Beobachtung: Frau P. zeigt abwehrendes Verhalten, beginnt zu jammern oder zu schreien oder zu hauen, oder sich am Tisch festzuhalten, wenn sie zur Maßnahme XY begleitet werden soll.

Wichtig **Gefallen die Maßnahmen oder nicht?**

Es gibt drei Indizien, an denen Sie erkennen können, ob eine Maßnahme gefällt oder nicht:

1. Aussage des Betroffenen
2. Fehlende Anzeichen von Freude, Entspannung, Zustimmung (Körperhaltung, Mimik, Gestik, Muskelspannung), Anzeichen von Unbehagen, Missfallen, Abwehr, Unruhe
3. Anzeichen von Stress (schnelle, unregelmäßige Atmung, Puls und Blutdruck normal, Schwitzen)

Tab. 9: Konkrete Beispiele

Unangemessen	Fragen/Ursachenanalyse	Angemessen
Frau P. war unruhig.	In welcher Situation oder durch was ausgelöst (Bedingungen) zeigte sich die Unruhe? Wie zeigte sich die Unruhe konkret (Aussage oder Anzeichen?)	Beobachtung: Frau P. scharrte heute beim Frühstück mit den Füßen, schaute immer wieder unruhig mit schnellen Kopfbewegungen durch den Raum, hatte einen suchenden Augenausdruck. Nach Anreichen eines Getränks keine Anzeichen mehr vorhanden.
Herr T. war im Gemeinschaftsraum heute sehr unruhig.	Welche Bedingungen wirkten im Gemeinschaftsraum auf Herrn T. ein? Wie zeigte sich die Unruhe?	Beobachtung: Herr T. rief 8:00 und 10:00 Uhr immer wieder ein Hallo in den, konnte aber auf Nachfrage nicht sagen, was er wollte. Sagte immer nur »Ja, Ja.« Das Angebot zu trinken, ein Toilettengang und Ablenkungsversuche mit einem Buch änderten das Verhalten nicht.

Unangemessen	Fragen/Ursachenanalyse	Angemessen
Frau C. lehnte das Frühstück ab.	Warum lehnte sie ab? Wolle sie ein Kompromissangebot (halbe Portion) oder eine Alternative (Banane, Joghurt etc.?) Wie war das Verhalten später?	Selbstaussage: Frau C. lehnte das Frühstück ab: »Mir ist übel«, lehnte auch Banane, Joghurt oder Pudding ab. Zum Mittagessen aß sie normal, »Meine Übelkeit ist weg.«
Herr W. wollte nicht zum Ausflug kommen.	Wie zeigte sich die Ablehnung? Warum wollte er nicht mitkommen? Konnte eine Lösung gefunden werden?	Selbstaussage: Herr W. wollte nach eigener Aussage nicht am Ausflug teilnehmen: »Da ist bestimmt kein Klo.« Bot Toilettengang an und auch sofortige Suche nach einem WC auf dem Ausflug. Er lehnte trotzdem ab: »Beim nächsten Mal vielleicht…«
Frau Ö. wollte nicht mit singen.	Woran konnte erkannt werden, dass Frau Ö. nicht mitsingen wollte? Um welches Angebot und welche Lieder ging es? Was wurde als Alternative angeboten? Welche Reaktion zeigte sie? Wie wurde die Ablehnung festgestellt?	Selbstaussage: Frau Ö. wollte nach eigener Aussage beim allgemeinen Liederabend nicht mitsingen. Meine Frage: »Warum nicht?« »Diese ollen Lieder. Immer singen sie die gleichen Lieder. Das hängt mir zum Hals raus.« Frage: »Was möchten Sie denn singen?« – »Lieder von ABBA«. Mein Versprechen: Organisation für nächste Woche. Frau Ö:»Dann komme ich nächste Woche.«
Herr S. lehnte die aktive Mitarbeit in der Kochgruppe ab.	Warum lehnte er ab? Lässt sich die Ursache beheben? Was wurde ihm alternativ angeboten? Welche Reaktion zeigte er dann?	Selbstaussage: Herr S. wollte die Möhren beim gemeinsamen Kochen heute nicht schälen und schneiden. »Das ist Weiberkram, das hat immer meine Frau gemacht.« Meine Frage: »Was wollen oder können Sie denn tun, um uns zu unterstützen?« – »Ich trockne nachher ab.«

5.8 Forderndes Verhalten und Gewaltausübung

Forderndes Verhalten entsteht insbesondere dann, wenn das Bedürfnis eines Menschen nicht erkannt und/oder nicht angemessen berücksichtigt wurde. Es ist sozusagen seine letzte Möglichkeit, sich zur Wehr zu setzen. Hierbei kann es auch zu Gewalt gegenüber anderen Menschen kommen, wie z. B. Treten, Beißen, Kratzen, Schlagen. Weiterhin gibt es Erkrankungen, die die Hemmschwelle für Gewaltanwendungen gegenüber anderen Menschen reduziert, wie z. B. bei einigen Formen von Demenz. Immer sollte das fordernde Verhalten oder die Gewalt konkret beschrieben und die Situation und die Bedingungen, die es ggf. auslösen, analysiert werden (▶ Kap. 3.7).

Generelle Fragen:

- Welche Art von forderndem Verhalten zeigt der Betroffene?
- Welche Art von Gewalt wird in welcher Situation ausgeübt?
- Lassen sich konkret Auslöser erkennen?
- Was wird unternommen? Werden Maßnahmen verändert oder neue eingeleitet? Wenn ja, mit welcher Wirkung?

Tab. 10: Einträge zu forderndem Verhalten und Gewaltausübung

Unangemessen	Fragen/Ursachenanalyse	Angemessen
Frau K. schlug nach mir, als ich ihr den Becher anreichte.	Lässt sich erkennen, was die deutliche Ablehnung auslöste? Welches Bedürfnis ist ggf. nicht ausreichend erkannt oder befriedigt worden? Wurde ein anderer Weg versucht, wenn ja, mit welcher Wirkung?	Beobachtung: Frau K. schlug nach mir, als ich ihr den Becher reichte. Nachdem ich den Becher vor sie stellte, selber auch einen nahm und »Prost« sagte, das Trinken demonstrierte, nahm sie selbst auch ihren Becher und trank. Ggf. habe ich zu schnell den Becher an ihren Mund gehalten und sie konnte sich nicht darauf einstellen.

Unangemessen	Fragen/Ursachenanalyse	Angemessen
Herr Z. schrie mich an, als ich ihm nach dem Mittagessen den verschmutzten Pullover ausziehen wollte.	Wie zeigte sich die Ablehnung konkret? Welche Ursache kann die Anlehnung haben? Was wurde dann mit welcher Wirkung unternommen?	Beobachtung: Beim Versuch, den beschmutzten Pullover nach dem Mittagessen auszuziehen, schrie Herr Z. schrie mich an: »Lass das, das ist meiner!« Info an die PFK, dass ich die Handlung nicht durchführte, um keine dauerhafte Aversion auszulösen. (Ursache nicht erkennbar, Herr Z. konnte keine Aussage machen). 5
Frau V. zeigte in der Gymnastikrunde eine zunehmende Hinlauftendenz ab 10:30 Uhr. Meine Versuche, sie zum Bleiben zu animieren, führten zum Schreien.	Wo wollte Frau V. hinlaufen? Gab es ein konkretes Ziel? Konnten Ursachen erkannt werden? Was wurde mit welcher Wirkung unternommen?	Beobachtung/Selbstaussage: Frau V. zeigte in der Gymnastikrunde eine zunehmende Hinlauftendenz ab 10:30 Uhr. »Ich will weg, lassen Sie mich.« Frage: »Wo wollen Sie denn hin?« – »Ich will auf mein Zimmer. Mir ist es hier zu laut.« Alle Versuche, sie zum Bleiben zu bewegen, scheiterten. Sie schrie mich an: »Was wollen Sie eigentlich von mir? Lassen Sie mich in Ruhe.« Habe sie gehen lassen. Später war sie wieder ruhig und zugewandt.
Herr J. zeigte ein Abwehrverhalten und schubste mich, als ich ihm helfen wollte, vom Stuhl aufzustehen.	Wie zeigte sich die Abwehr? Konnten Ursachen erkannt werden? Was wurde unternommen und mit welcher Wirkung?	Selbstaussage: Herr J. schubste mich, als ihm helfen wollte, vom Stuhl aufzustehen und zum Speisesaal zu gehen. Er war gerade eingenickt. Habe ihn angesprochen: »Ich wollte Ihnen helfen und sie zum Speisesaal begleiten.« Er schaute mich mit hochgezogenen Augenbrauen an: »Was wollen Sie junges Ding von mir. Das kann ich allein.« Den hingestellten Rollator nahm er dann und ging mit mir mit.
Frau Ü. schlug mit dem Stock ihre Tischnachbarin	Konnten Ursachen erkannt werden? Wann und wodurch entstand dieses Verhalten? Was wurde unternommen und mit welcher Wirkung?	Beobachtung: Frau Ü. schlug ihre Tischnachbarin mit dem Stock, als diese ihr zum dritten Mal das Butterbrot vom Teller nehmen wollte. Nach Auseinandersetzen der beiden Damen zeigte sich keinerlei Abwehrverhalten mehr. (entspannt wirkender Gesichtsausdruck).

Unangemessen	Fragen/Ursachenanalyse	Angemessen
Herr S. klingelte den ganzen Nachmittag und hatte ständig neue Wünsche.	Welches Verhalten zeigte sich? Welche Wünsche wurden geäußert oder gezeigt? Konnten Ursachen erkannt werden? Wann und wodurch entstand dieses Verhalten? Was wurde unternommen und mit welcher Wirkung	Herr S. klingelte zwischen 12:00 und 17:00 Uhr nahezu halbstündlich mit verschiedenen Wünschen (Fenster öffnen, Zeitung aufheben, Getränk eingießen, Fenster schließen). Es wirkte, als würde ein anderes, wichtigeres Bedürfnis im Hintergrund stehen. Auf meine Frage: »Gibt es da noch etwas Wichtiges, was ich für Sie tun kann?«, meinte er: »Machen Sie mal das, wofür ich klingele, dafür sind sie da.« Danach hörte das Klingeln jedoch auf.

5.9 Beschreibung der sozialen Teilhabe an einem Angebot

Soziale Teilhabe bedeutet, dass der Mensch sich als Teil einer sozialen Gruppe empfinden kann, dass er nicht dauerhaft allein ist. Ein Alleinsein bei Rückzug in das eigene Zimmer kann für kurze Zeit als angenehm empfunden werden, erzeugt aber, wenn es zu lange oder zu oft besteht, ggf. das Gefühl von Einsamkeit und sozialer Isolation. Die meisten Menschen suchen Gemeinschaft und Ruhe in einem jeweils individuellen Verhältnis. Bei Krankheit kann der Wunsch nach Rückzug und Alleinsein im Vordergrund stehen, zu anderen Zeiten das Erleben von Gemeinschaft in der Gruppe. Es gilt, immer das individuelle Ausmaß an sozialer Teilhabe herauszufinden, welches der Betroffene für sich selbst als richtig und angenehm empfindet.

Generelle Fragen:

- Wie viel Betreuung und Teilhabe wünscht der Betroffene?
- In welcher Form, bei welchen Angeboten, kann er sich als Teil einer sozialen Gruppe empfinden?
- Sucht der Betroffene von sich aus den Kontakt zu anderen Menschen? Wenn ja, zu wem und wann? Welche Personen sind in der sozialen Gemeinschaft wichtig für den Betroffenen?

- Welche Angebote oder Menschen lösen eher Wohlbefinden, welche Unbehagen aus?
- Ist das Einschlafen oder Dösen in einem Gruppenangebot ein Zeichen von Langeweile oder Rückzug oder eher von Entspannung? (z. B. in der Vorleserunde?)

5

Tab. 11: Einträge zur Beschreibung der sozialen Teilhabe an einem Angebot

Unangemessen	Fragen/Ursachenanalyse	Angemessen
Herr U. ging es heute in der Gruppe gut. Er genoss das Gemeinschaftsleben.	Welche Art von Gemeinschaftsleben ist gemeint? Fand ein Gruppenangebot statt? Wenn ja, welches? Wodurch entstand der Eindruck, dass er dieses Zusammensein genoss?	Selbstaussage: Beim Kegeln äußerte Herr U., dass er das gemeinsame Spiel mit den anderen der Gruppe immer genieße. Früher hätte er so schöne Kegeltouren unternommen. Das seien schöne Erinnerungen. Beobachtung: Herr U. wirkte deutlich wacher und aktiver als sonst, sah immer wieder die anderen Mitglieder der Spielegruppe an und lachte zwischendurch, klatschte in die Hände mit einem fröhlich, lachend wirkenden Gesichtsausdruck. (Indizien: Mimik, Gestik, Verhalten).
Frau W lehnte die Teilnahme am Kochangebot ab, wurde zurückbegleitet.	Woran wurde die Ablehnung erkannt? Wie reagierte sie, als sie zurückbegleitet wurde? Lassen sich Ursachen für die Ablehnung erkennen?	Selbstaussage: Frau W: »Ich habe früher so viel kochen müssen, das reicht nun.« Sie wirkte genervt, hatte einen hektischen Gesichtsausdruck (rote Flecken am Hals). Meine Aussage: »Sie können auch im Wohnbereich bleiben.« Daraufhin entspannte sich ihr Gesicht und sie sagte: »Das ist besser.« Beobachtung: Frau W. schubste mich weg, als ich sie fragte, ob sie mit zum Kochen kommen möchte. Als ich sagte, wir würden Obstsalat machen, drehte sie sich um und ging in Richtung ihres Zimmers. Meine Aussage: »Dann komme ich später wieder.« Sie kam zurück, drückte mich und lächelte mich an. (Indizien: Mimik, Gestik).

Unangemessen	Fragen/Ursachenanalyse	Angemessen
Frau I. reagierte heute morgen hektisch und mit Abwehr, als mehrere andere Betroffene in den Tagesraum kamen.	Was bedeutet »heute Morgen«? Beim Frühstück? Bei einem Angebot im Vormittagsbereich? Was bedeutet »hektisch und mit Abwehr«? Wie viele Personen kamen in den Tagesraum? Gab es noch andere Reize?	Selbstaussage: Frau I. sagte heute, dass die anderen immer so laut wären und sie das gar nicht aushalten könne, als wir um 10:00 Uhr gemeinsam ein Buch angesehen haben und zwei andere Bewohnerinnen in den Tagesraum kamen, die sich dann dort unterhielten. Beobachtung: Frau I. zeigte u, 10:00 Uhr Anzeichen zunehmender Aufsteh- und Lauftendenz, wollte immer weggehen, als wir gemeinsam ein Buch angesehen haben und zwei andere Bewohnerinnen in den Tagesraum kamen, die sich unterhielten. Dabei schaute sie sich unsicher blickend immer wieder um. (Indizien: Mimik, Gestik, Verhalten).
Herr K. schlief in der Vorleserunde.	Warum schlief Herr K.? Zeigte sich das Schlafen eher als Anzeichen von Langeweile oder eher als Ausdruck einer Entspannung, die er nur hier, beim monotonen Vorlesen, oder in der Erfahrung der Gruppe erfahren konnte? Schlief er wirklich oder wirkte er schlafend? Handelt es sich eher um eine positive Auswirkung, die zur weiteren Fortsetzung des Gruppenangebotes führen soll oder bedarf es der Veränderung?	Beobachtung: Herr K. wirkte in der Vorleserunde schlafend, hatte die Hände über den Bauch gefaltet, atmete gleichmäßig und ruhig, hatte die Augen geschlossen. Diese Auszeit wird als positive Wirkung angesehen, da Herr K. sonst umherirrt (Lauftendenz) und sich hier eine Pause zeigt, in der er Kraft schöpfen kann. Angebot erscheint richtig und wird weiter fortgesetzt.

5.9.1 Sich gegenseitig beeinflussende Wirkungen in der Gruppe

Treffen mehrere Menschen in einer Gruppe aufeinander, können Antipathie und Sympathie oder auch die aufeinanderfolgenden Aussagen und Reaktionen der einzelnen Menschen auf jeden Teilnehmer der Gruppe wirken.

Generelle Fragen:

- Wie reagiert der einzelne Betroffene und was hat dies mit anderen Menschen in der Gruppe zu tun?
- Reagiert z. B. ein Betroffener eher positiv oder mit Wohlbefinden, wenn ein bestimmter anderer Mensch neben ihm sitzt?

5

Tab. 12: Einträge zur gegenseitigen Beeinflussung von Gruppenteilnehmern

Unangemessen	Fragen/Ursachenanalyse	Angemessen
Frau K./Frau P./ Frau V. kommt mit den anderen in der Gruppe nicht zurecht.	Betrifft das Nicht-Zurechtkommen alle anderen in der Gruppe oder nur bestimmte Menschen? Woran ist das Nicht-Zurechtkommen, erkennbar? Wie äußert sich es?	Beobachtung: Frau K. fängt an zu weinen, wenn Herr T. beim Bingospiel neben ihr sitzt Frau P. wurde unruhig und versuchte vom Stuhl aufzustehen, als Frau Q. vom Stuhl aufstand und im Raum umherlief. Eine Ursache für die Lauftendenz konnte nicht erkannt werden. Selbstaussage: Als ich mich um Herrn Y. kümmerte und ihm beim Schneiden der Banane für den Obstsalat helfen wollte, meinte Frau V. »Immer helfen Sie dem Alten. Der hat ja ohnehin nicht alle Tassen im Schrank.«
Herr T. kann zu viele Menschen nicht aushalten.	Bei wie vielen Menschen wird die Reaktion erkennbar? Sind es immer die gleichen Menschen? Was machen die anderen Menschen? Wie zeigt sich die Unruhe?	Beobachtung: Herr T. wird unruhig, scharrt mit den Füßen, wenn mehr als fünf andere Menschen gleichzeitig mit ihm im Raum sind. Die Anzahl der Menschen scheint ein Problem für ihn zu sein, da sein Verhalten nicht abhängig von den einzelnen Menschen ist.

Unangemessen	Fragen/Ursachenanalyse	Angemessen
Frau Z. kommt mit Frau L. nicht zurecht. Oder: Frau Z. mag Frau L. nicht.	Wie zeigt sich das Nicht-Zurechtkommen konkret? Welche Anzeichen sind vorhanden? Zeigt sich das Verhalten nur in bestimmten Situationen oder bei bestimmten Handlungen oder generell, wenn bestimmte Menschen zusammentreffen?	Beobachtung: Frau Z. beschimpfte Frau I., als diese beim Kegeln den Ball nicht mit der Hand greifen konnte: »Du bist eben zu blöd.« Heute zeigte Frau Z. die und die Reaktionen, als …
Herr W. lehnt die Teilnahme am Ausflug unter bestimmten Bedingungen ab.	Wie äußert es sich, dass er nicht teilnehmen möchte? Hat er dies geäußert oder zeigten sich bestimmte Verhaltensweisen? Welche Bedingungen führen bei ihm zu einer Ablehnung? Ist es eher der Ausflug an sich oder irgendeine Bedingung, die damit verbunden ist? Konnte die Bedingung reduziert oder behoben werden?	Selbstaussage: Herr W. fragt mich heute, ob Herr C. auch am Ausflug teilnimmt. Ansonsten würde er nicht mitkommen, es wären zu viele Frauen dabei, die es auf ihn abgesehen hätten. Als ich ihm versprach, dass Herr V. auch mitfährt, willigte er ein: »Ich möchte aber im Bus neben ihm sitzen.«
Herr C. kann nicht mit Frau I. gemeinsam am Frühstückstisch sitzen. Er hält das nicht aus.	Was kann Herr C. nicht aushalten Was macht das gemeinsame Sitzen mit Frau I am Frühstückstisch so schwierig für Herrn C.? Was wünscht er sich anders?	Selbstaussage: Herr C. schreit immer, wenn Frau I., die ihm beim Frühstück gegenübersitzt ständig ruft: »Was muss ich jetzt tun? Hilfe, Hilfe!« Seiner Aussage nach kann er die ständig gleiche Frage nicht aushalten.

5.10 Entwicklung des Betroffenen

Unter Entwicklung versteht man die Veränderung (hier eines Menschen) im Verlaufe des Lebens bzw. der Zeit. Es können auch Entwicklungen auftretender Probleme oder Gefahren oder Ressourcen, also Fähigkeiten, sein, die beschrieben werden. Treten Veränderungen auf, muss ggf. auch der Handlungsplan geändert werden, da die Maßnahmen nun auf die neue Situation ausgerichtet werden müssen (▶ Kap. 3.9).

5

Generelle Fragen

- Welche Veränderung äußert der Betroffene selbst?
- Welche Anzeichen für Veränderungen werden konkret beobachtet?
- Was ist wie anders?

Tab. 13: Einträge zur Entwicklung des Betroffenen

Unangemessen	Fragen/ Ursachenanalyse	Angemessen
Herrn S. ging es heute besser.	Was konkret war besser? Worauf bezieht sich das »besser«? Wie genau kann das besser beschrieben werden?	Selbstaussage: Herr S. fühlte sich nach eigener Aussage nicht mehr so kraftlos wie gestern. Er könne mit mir, wenn ich ihn ein wenig stützen würde, sogar bis zum Speiseraum gehen.
Frau P. sagte, heute sei das Leben einfach viel schlimmer als früher.	Was konkret ist heute schlimmer? Worauf bezieht sich das »schlimmer«? Wie genau kann das »schlimmer« beschrieben werden? Was kann getan werden, dass es besser wird? Was wird angeboten? Welche Reaktion zeigt sich?	Selbstaussage: Frau P.: »Das Leben ist heute viel schlimmer als früher. Bevor ich den Schlaganfall hatte, konnte ich noch allein gehen und mir auch mal eine Tafel Schokolade an der Bude holen. Heute geht das alles nicht mehr.« Annahme meines Angebots, mit mir gemeinsam zur Bude zu gehen und Schokolade zu kaufen. Sagte später: »Das war schön.«

Unangemessen	Fragen/ Ursachenanalyse	Angemessen
Herr B. ist heute weniger belastbar als früher.	Worauf bezieht sich das »weniger belastbar«? Was geht heute nicht oder nur schlecht, was früher ohne Probleme oder besser ging? Auf welchen Zeitpunkt bezieht sich das »früher«?	Selbstaussage: Herr B. sagte, dass er heute weniger belastbar ist als vor zwei Jahren, als er in die Einrichtung zog. Damals konnte er noch mit einem Gehstock durchs ganze Haus gehen. Heute schaffe er nur noch den Weg auf dem eigenen Wohnbereich und müsse dafür auch einen Rollator nutzen. Zeitweise sei ihm selbst diese Strecke zu anstrengend.
Frau H. findet den Kontakt zu ihrer Tochter heute besser.	Worauf bezieht sich der Vergleich zwischen heute und früher? Was konkret findet Frau H. besser?	Selbstaussage: Frau H. findet es schön, dass sie ihre Tochter nach ihrem Einzug in die Einrichtung fast jede Woche einmal kommt. Früher sei sie nur maximal einmal pro Quartal gekommen, da sie damals 300 km entfernt gewohnt habe.
Herr N. hat deutlich abgebaut.	Was heißt »deutlich abgebaut«? Was geht heute nicht mehr oder nur erschwert? Im Vergleich zu welchem Zeitpunkt besteht der Abbau?	Beobachtung: Herr N. zeigt deutliche Abbauprozesse: Er kann im Vergleich zu vor zwei Jahren heute nicht mehr allein die Nahrungsaufnahme bewältigen (auch nicht mit Anleitung), sich nicht mehr aktiv an der Koch- und Backgruppe beteiligen. Er versteht Anleitungen nicht mehr, zeigt dann Anzeichen von Unsicherheit (unruhige Blicke, fahrige Bewegungen). Er zeigt zunehmend Halluzinationen (nahezu täglich sieht er nachmittags schwarze Hunde auf dem Balkon). Hinweis: Ein solcher Eintrag ist wichtig für die Pflegegradbegutachtung!
Frau I. ist in den Sterbeprozess eingetreten.	Was wird beobachtet? Wodurch entsteht der Eindruck für diese Entwicklung? Was wird unternommen?	Beobachtung: Frau I. zeigt zunehmend weniger Interesse an Essen und Trinken und an sozialer Beschäftigung. Sie will immer häufiger im Bett bleiben und ihre Ruhe haben, wirkt zunehmend müde und benommen. Pflegefachkraft informiert. Diese bestätigte gestern meinen Eindruck. Die Beschäftigungsangebote sollen jetzt eher als Einzelangebote und mehr an den individuellen Bedürfnissen von Frau I ausgerichtet werden. Ablehnung wird akzeptiert.

5.11 Beschreibungen zu Palliative Care

Palliative Care ist eine Haltung und Handlung, die darauf ausgerichtet ist, die Lebensqualität von Menschen in schwerer Krankheit und im Sterben sowie die ihrer Angehörigen zu verbessern. Es geht darum, ein »gutes Sterben« und einen »guten Tod« zu erreichen. Damit der Betroffene dies so empfinden kann, bedarf es vor allem der radikalen, also unbedingten und ständigen Orientierung allen Handelns am Sterbenden und aller Maßnahmen, die dazu dienen, Beschwerden, die die Lebensqualität einschränken zu verhindern, zu beheben oder zu lindern.

In der Angehörigenarbeit geht es darum, auch deren Bedürfnisse, die Traurigkeit und ggf. Gefühle der Hilflosigkeit zu sehen und ihnen gegenüber Verständnis zu zeigen. In dieser Situation sollen sie sich angenommen fühlen und einen Zuhörer zu finden. Sie sollen spüren, dass auch ihre körperlichen Bedürfnisse wahrgenommen und erfüllt werden, soweit die Einrichtung dies ermöglichen kann. Hierzu gehören eine Tasse Kaffee, ein Glas Wasser oder ein bequemer Sessel zum Ausruhen.

5.11.1 Einträge zur radikalen Orientierung am Sterbenden

Unter einer radikalen Orientierung am Sterbenden versteht man, dass nun alle Handlungen an seinen Bedürfnissen und Entscheidungen ausgerichtet wird. Es wird nur noch das gemacht, was ihm einen Gewinn bringt, was ihm gut tut. Alle Maßnahmen, die zu Unbehagen führen, werden unterlassen. Entscheidungen hierzu sind mit der Pflegefachkraft abzusprechen.

Eine Ausnahme stellt die aktive Sterbehilfe dar: Sie wird niemals durchgeführt.

Generelle Fragen:

- Welche Maßnahme wird unterlassen, weil der Betroffene sie nicht wünscht? (Aussage des Betroffenen dokumentieren oder Anzeichen der Abwehr)
- Welche Maßnahmen wünscht der Betroffene? Was wird durchgeführt?
- In welcher Weise wird eine Maßnahme in veränderter Form oder gar nicht durchgeführt? Wie lässt sich das Vorgehen begründen?
- Welche Wirkung hat die Veränderung oder Unterlassung einer Maßnahme?

Tab. 14: Einträge zu Palliative Care

Unangemessen	Fragen/ Ursachenanalyse	Angemessen
Frau K. wollte kein Einzelangebot, wollte aber auch nicht aufstehen und mit zum Gruppenangebot gehen.	Was wurde angeboten? Woran wurde erkannt, dass sie kein Einzelangebot wollte, dass sie nicht aufstehen wollte und dass sie auch kein Gruppenangebot wollte?	Selbstaussage: Frau K. sagte, dass ich ihr heute nichts vorlesen solle. Sie wäre müde und müsste ein wenig ruhen. Sie wollte auch keine Handmassage oder ein anderes Einzelangebot (sie sollte sich dieses aussuchen). Gruppenangebot im Tagesraum (Vorlesen, Film anschauen) wurde ebenfalls mit den gleichen Gründen abgelehnt. Bedürfnis wurde akzeptiert. Beobachtung: Frau K. drehte sich zur Wand, als ich kam und ihr etwas vorlesen wollte. Meine Vorschläge hinsichtlich eines anderen Einzelangebots oder der Teilnahme am Gruppenangebot (Vorlesen, Film anschauen), wehrte sie mit der Hand ab. Angebot nicht durchgeführt. Begründung: Akzeptanz der Selbstbestimmung
Herr Z. wollte ein spirituelles Angebot. Es besteht eine unterschiedliche Meinung zwischen ihm und seiner Tochter.	Was wollte Herr Z. konkret? Worin unterschieden sich Herr Z. und seiner Tochte? Was wurde unternommen?	Selbstaussage: Herr Z. wollte den Pfarrer sprechen. »40 Jahre habe ich mit dem Glauben nichts am Hut gehabt, aber jetzt ist es mir doch ein Bedürfnis.« Die Tochter konnte den Wunsch des Vaters nicht verstehen und meinte: »Das meint der nicht so.« Ich habe ihr erklärt, dass wir uns nach Herrn Z.'s Bedürfnissen richten wollen und gab seinen Wunsch an die Bezugspflegefachkraft weiter.

Unangemessen	Fragen/ Ursachenanalyse	Angemessen
Frau I. lehnte die Teilnahme am Angebot Vorleserunde ab.	Was konkret wurde abgelehnt? Wie zeigte sich die Ablehnung?	Selbstaussage: Frau I. wollte nach eigenen Angaben nicht an der Vorleserunde im Gemeinschaftsraum teilnehmen. Sie sei hierfür zu müde. Mein Angebot, ihr später im Zimmer vorzulesen, nahm sie an: »Das wäre sehr schön. Dann muss ich nicht aufstehen.«
Herr X. wollte zum Friedhof.	Wie wurde dieser Wunsch erkannt?	Selbstaussage: Herr X. sagte mir, dass er noch einmal zum Friedhof wolle. Er wäre so lange nicht am Grab seiner Frau gewesen. Es würde ihn beruhigen, wenn er wüsste, dass dort alles in Ordnung ist.
Frau K. wünschte den Kontakt zu ihren Kindern.	Was bedeutet »Kontakt«? Will sie ihre Kinder sehen oder mit ihnen telefonieren?	Selbstaussage: Frau K. sagte, dass sie ihre Kinder sehen wolle. Es seien noch Dinge zu besprechen. Das wolle sie nun regeln. Ich habe ihr versichert, dass ich mich darum kümmern würde. PFK wurde informiert.

5

5.11.2 Einträge zum Symptommanagement

Unter Symptommanagement versteht man alle Handlungen die ausgerichtet sind auf das Erkennen von Symptomen, also Beschwerden, auf die Informationsweitergabe an andere Berufsgruppen, auf die Planung und Umsetzung entsprechender Maßnahmen, welche die Symptome verhindern, beheben oder wenigstens lindern sollen und auf die Überprüfung ihrer Wirkung.

Tab. 15: Einträge zum Symptommanagement

Unangemessen	Fragen/Ursachenanalyse	Angemessen
Zustand von Herrn K. beobachtet: alles unverändert.	Was konkret wurde beobachtet? Welche Erkenntnisse wurden erzielt?	Selbstaussage: Gestern aufgetretene Traurigkeit im Gespräch erfragt. Herr K. sagte, dass er heute nicht mehr so traurig sei, gestern habe seine Enkeltochter angerufen.

Unangemessen	Fragen/Ursachenanalyse	Angemessen
Herr W. ging es heute sehr schlecht.	Wer sagt, dass es ihm schlecht geht? Woher kam der Eindruck? Was wurde unternommen und mit welcher Wirkung?	Selbstaussage: Herr W. sagte, dass es ihm heute schlecht gehen würde. Er bekäme schlecht Luft, müsste um jeden Atemzug ringen. Außerdem mache er sich Gedanken, ob sein Leben nun bald ein Ende hätte. »Der liebe Gott soll mich nun bald holen. Ich bin doch alt genug.« PFK über die Äußerungen und Beobachtungen informiert.
Frau K. zeigte Besserung der Atemnot nach der Einzelbetreuung.	Welche Wirkung wurde konkret erzielt? Wie zeigte sich diese genau? Durch welches Angebot wurde die Wirkung erzielt?	Selbstaussage: Frau K. sagte, dass ihre Luftnot besser auszuhalten wäre, nachdem ich ihr einen kleinen Handventilator gegeben habe.
Herr X. wollte nicht am Angebot XY teilnehmen.	Warum wollte er nicht teilnehmen? Wurde ein Alternativangebot gemacht und was war die Wirkung?	Selbstaussage: Herr X. wollte heute Morgen nicht aufstehen. Er sei zu schwach. Den Vorschlag, dass ich mein Angebot vorzulesen wiederholen würde, und dass er jetzt noch ein wenig schlafen könne, nahm er mit einem zufriedenen Seufzer und einem »Gott sei Dank« an.
Frau Q. bekam einen Wunsch erfüllt.	Welchen Wunsch hatte Frau Q.? Welche Wirkung zeigte sich, nachdem der Wunsch erfüllt wurde?	Selbstaussage/Beobachtung: Frau Q. äußerte, dass sie mit ihrem Bruder doch noch Kontakt aufnehmen wolle. Sie bat mich, ihn anzurufen und ihn um einen Besuch zu bitten. Nachdem der Bruder gekommen war, zeigte Frau Q. sowohl einen deutlich entspannten Gesichtsausdruck als auch eine entspannte Körperhaltung. Sie sagte, dass sie jetzt keine Schmerzen habe.

Unangemessen	Fragen/Ursachenanalyse	Angemessen
Herr Y. hatte Angst.	Wie äußerte sich die Angst, woran wurde sie festgestellt? Gab es konkrete Auslöser? Was wurde unternommen und mit welcher Wirkung?	Selbstaussage: Herr Y äußerte Angst vor dem Sterben. Seine Mutter sei so schlimm gestorben, sie habe schreckliche Schmerzen erleiden müssen. PFK wurde informiert.
Frau W. hatte Juckreiz,	Wie wurde der Juckreiz festgestellt? (Aussage oder Beobachtung) Was wurde unternommen und mit welcher Wirkung?	Selbstaussage: Frau W. klagte über Juckreiz, insbesondere an den Armen. »Ich muss mich ständig kratzen. Sehen Sie, es blutet schon.« Sie konnte keine Ursache benennen. PFK wurde informiert.

5

5.11.3 Interdisziplinarität und Netzwerkarbeit

Gemeint ist hier die Zusammenarbeit der einzelnen Mitarbeiter und Berufsgruppen untereinander.

Tab. 16: Einträge zur Interdisziplinarität und Netzwerkarbeit

Unangemessen	Fragen/Ursachenanalyse	Angemessen
Informationen zum Befinden von Frau K. weitergegeben.	Zu welchem Zustand oder Befinden wurden Informationen weitergegeben? An wen wurden die Informationen weitergegeben?	Selbstaussage: Frau K: »Mir geht es heute viel besser. Ich habe die Nacht gut geschlafen und fühle mich heute nicht so kraftlos.« Info an PFK weitergegeben.
Herrn C. ging es heute nicht gut. Infos ans Team weitergegeben.	Was wurde beobachtet? An wen wurden die Infos weitergegeben?	Beobachtung: Herr C. wirkte heute benommen und müde, beantwortete keine meiner Fragen, habe jeweils drei Mal gefragt, wie es ihm heute gehe und ob er Wünsche hätte für das Angebot. Team informiert.

Unangemessen	Fragen/Ursachenanalyse	Angemessen
Frau K. vom ambulanten Hospizdienst über die positive Wirkung des gemeinsamen Betens informiert.	Was war der Anlass für den gemeinsamen Austausch? Was wurde konkret beobachtet? Welche Informationen wurden an wen weiter gegeben?	Beobachtung: Frau K. zeigte heute Anzeichen von Angst und Unruhe (weit aufgerissene Augen, Nesteln über der Bettdecke). Nach Vorlesen des Gebetes »Der Herr ist mein Hirte« nachlassende Anzeichen: geschlossene Augen, gleichmäßige ruhige Atmung. Frau K. vom ambulanten Hospizdienst und PFK über diese Beobachtung informiert.

5.11.4 Abbau der Hierarchie

Hierunter wird eine Zusammenarbeit auf Augenhöhe verstanden, bei der die Beobachtungen und Aussagen aller Mitarbeiter als gleichwertig und gleich wichtig angesehen werden. Alle Mitarbeiter informieren die Pflegefachkraft über wesentliche Informationen und holen sich Wichtiges bei ihr.

Spezifische Entscheidungen werden trotzdem aufgrund der erforderlichen beruflichen Qualifikation von den Mitarbeitern bestimmter Berufsgruppen getroffen und auch verantwortet.

Tab. 17: Einträge zum Abbau der Hierarchie

Unangemessen	Fragen/Ursachenanalyse	Angemessen
PFK wurde über den heutigen Zustand von Frau L. informiert.	Was wird unter »heutiger Zustand« verstanden? Über was wurde konkret informiert?	Beobachtung: Während des Vorlesens wirkte Frau L., als wenn sie etwas innerlich beschäftigt. Sie atmete ungleichmäßig und griff mit der rechten Hand immer wieder in die Luft. PFK wurde informiert.

5.11.5 Qualitätsmanagement

Alle Maßnahmen werden durchgeführt, um zu überprüfen, ob das Bestmögliche für den Sterbenden erreicht wurde (Ist es ein gutes Sterben?) oder ob noch andere Maßnahmen durchgeführt werden können, mit denen die Situation für diesen Menschen weiter verbessert werden kann.

Tab. 18: Einträge zum Qualitätsmanagement

Unangemessen	Fragen/Ursachenanalyse	Angemessen
Frau K. geht es gut, sie zeigt keinerlei Anzeichen von Leiden.	Was genau sagte sie/ was wurde beobachtet? Welche Rückschlüsse wurden aus den Beobachtungen gezogen?	Selbstaussage: Frau K. äußerte auf meine Frage, wie es ihr gehe: »Gut. Ich habe nichts, was noch zu erledigen ist.« Meine Frage: »Kann ich noch etwas für Sie tun?« – »Nein, es ist alles gut.«
Herr K. war zufrieden, dass die Kinder da waren.	Wodurch konnte erkannt werden, dass Herr K. zufrieden war? Wodurch lässt sich ableiten, dass seine Zufriedenheit mit dem Besuch der Kinder zusammenhängt?	Selbstaussage: Herr K. äußerte Zufriedenheit darüber, dass seine Kinder heute da gewesen seien. So hätte er »alles mit ihnen besprechen können«. Die Kinder seien zwar traurig gewesen, als er mit ihnen über seinen Tod sprach, aber sie seien auch froh gewesen, dass nun alles geklärt sei.

5.11.6 Trauerarbeit

Definition **Trauerarbeit**

Der Begriff Trauerarbeit bezieht sich auf die Traurigkeit, die alle Verluste und drohenden Verluste im Leben betreffen können.

Der Sterbende kann traurig sein, über sein bald endendes Leben, über Träume, die er nicht gelebt oder Aufgaben, die er nicht erledigt hat. Er kann trauern, weil Menschen (häufig Ehepartner und Kinder) bald ohne ihn weiterleben müssen, ggf. finanzielle Verluste erleiden oder anderes.

Tab. 19: Einträge zur Trauerarbeit

Unangemessen	Fragen/Ursachenanalyse	Angemessen
Frau V. war heute traurig.	Warum war Frau V. heute traurig? Hat sie den Grund geäußert (Selbstaussage) oder Anzeichen gezeigt, die auf Traurigkeit hinweisen? Was wurde unternommen und mit welcher Wirkung?	Selbstaussage: Frau V. sagte heute, dass sie traurig wäre, dass sie die Kastanienblüte im Frühling wohl nicht mehr erleben würde. Darauf hätte sie sich immer so gefreut. Habe ihr angeboten, am St. Barbaratag einen Kirschzweig zu schneiden, sodass sie Weihnachten deren Blüte erleben könne. Diese Idee fand sie nach eigener Aussage schön, bedankte sich bei mir. Beobachtung: Frau V. zeigte beim Singen des Liedes »Die Gedanken sind frei« Anzeichen von Traurigkeit (Tränen liefen ihr über die Wangen). Auf Nachfrage konnte sie nicht sagen, was los ist. Bei den folgenden Liedern wie »Großer Gott wir loben Dich« und »Hoch auf dem gelben Wagen«, weinte sie nicht mehr.
Herr K. trauert um seinen Hund Waldi.	Wie äußert sich die Trauer? Woher weiß man, dass sich die Traurigkeit auf den Hund Waldi bezieht?	Selbstaussage: Herr K. sagte, dass er immer noch traurig sei, wenn er daran denke, dass er seinen Hund Waldi ins Tierheim geben musste, als er in die Einrichtung zog. »Ich war doch verantwortlich für den. Was weiß ich, wer sich nun um ihn kümmert?« Beobachtung: Herr K. weint häufig, wenn er sich das Bild seines Hundes Waldi auf seinem Nachttisch ansieht. Den Grund für seine Traurigkeit kann er nicht benennen.

5.11.7 Angehörigenarbeit

Definition **Angehörige und Zugehörige**

Unter Angehörige werden heute alle Menschen verstanden, die verwandtschaftlich mit dem Sterbenden verbunden sind. Unter »Zugehörige« werden auch Menschen verstanden, die nicht in Verwandtschaft zum Sterbenden stehen, aber dennoch eng mit diesem verbunden sind, Freunde, Nachbarn o. ä.

Unter Angehörigenarbeit werden Maßnahmen verstanden, mit denen diese Menschen in ihrer spezifischen Abschiedssituation gesehen werden und alle Leistungen, die für diese Menschen angeboten werden. Aussagen zur Situation des Betroffenen dürfen nur an direkte Angehörige gegeben werden, wenn der Betroffene die Einrichtung von der Schweigepflicht entbunden hat (Nachfragen bei der Pflegefachkraft).

Tab. 20: Einträge zur Angehörigen-/Zugehörigenarbeit

Unangemessen	Fragen/Ursachenanalyse	Angemessen
Die Tochter von Frau K. war heute wieder einmal sehr anspruchsvoll und wollte dauernd etwas anderes.	Ist die Tochter sonst auch anspruchsvoll? Was möchte die Tochter, welche Ansprüche hat sie?	Selbstaussage: Die Tochter von Frau K. kam heute im Frühdienst drei Mal zu mir und meinte, wir sollten ihre Mutter mehr beschäftigen; sie läge ja immer nur im Bett. Habe ihr erklärt, dass ihre Mutter zu müde sei, um an Angeboten teilzunehmen und habe mit ihr zusammen die Mutter aufgesucht, haben sie gefragt, ob sie aus dem Bett wolle. Sie sagte »Nein«. Habe der Tochter gesagt, dass ich verstehen kann, dass sie sich Sorgen macht, dass nun aber die Bedürfnisse ihrer Mutter im Vordergrund stehen.

Unangemessen	Fragen/Ursachenanalyse	Angemessen
Sohn von Herrn C. wurde intensiv betreut und versorgt.	Was bedeutet »intensive Betreuung«? Mit welchen Angeboten wurde er versorgt?	Sohn von Herrn C. aufgrund der Sterbesituation seines Vaters im Spätdienst vier Mal aufgesucht, mit Kaffee und Wasser versorgt. Meine Frage, ob er eine Wolldecke haben wolle, verneinte er. Er habe alles.
Tochter von Frau Z. wurde aufgrund ihres hohen Gesprächsbedarfs an Seelsorgerin verwiesen.	Was bedeutet »hoher Gesprächsbedarf«? War dieser Vorgang mit der Bezugspflegefachkraft abgesprochen? Warum schien die Seelsorgerin die richtige Möglichkeit zu sein?	Tochter von Frau Z. kam ca. alle halbe Stunde und sagte, sie fühle sich aufgrund mangelnder Erfahrung überfordert mit der Sterbebegleitung bei ihrer Mutter. Nach Absprache mit der PFK habe ich gefragt, ob ich für eine Unterstützung die Seelsorgerin oder eine Mitarbeitern des ambulanten Hospizdienstes anrufen solle. Sie entschied sich für die Seelsorgerin. Bin eine Viertelstunde bei ihr geblieben, haben zusammen gebetet (»Der Herr ist mein Hirte«). Bei Anwesenheit der Seelsorgerin und danach schien sie ausreichend unterstützt, kam nicht mehr mit Unterstützungsbedarfen.

5.12 Aussagen zur Entwicklung im Sterbeprozess

Im aktiven Sterbeprozess lassen sich nachlassende Funktionen beim Menschen sowie die Veränderung seiner Bedürfnisse erkennen. Der Betroffene richtet seine Aufmerksamkeit jetzt starker auf sich selbst und auf seine Innenwelt und muss sein Leben noch einmal bedenken. An vielen Aktivitäten zeigt er nun kein Interesse mehr (z. B. an Essen und Trinken, soziale Aktivitäten, das Bett verlassen und an Gruppenaktivitäten teilnehmen, später auch an Gesprächen)

Generelle Fragen:

- Welche Veränderungen zeigt der Betroffene? (häufig Abbauprozesse)
- Wer wird ggf. über die Veränderungen informiert?

Tab. 21: Einträge zur Entwicklung im Sterbeprozess

Unangemessen	Fragen/Ursachenanalyse	Angemessen
Herr Ö. wirkt sterbend.	Wodurch wird der Eindruck gewonnen? Wer wird über was informiert? Was soll mit dieser Aussage erreicht werden?	Beobachtung: Herr Ö. zeigt eine veränderte Atmung (mal lange, mal kurze Atemzüge). Er reagiert nicht auf meine Ansprache und wirkt im Gesicht deutlich eingefallen (insbesondere das Mund-Nasen-Dreieck zeichnet sich weiß ab). PFK informiert.
Frau I. will zunehmend nicht mehr an den Angeboten der sozialen Betreuung teilnehmen, weil sie vielleicht stirbt.	Woran wird erkannt, dass sie Angebote ablehnt? Welche Angebote wurden abgelehnt? Wodurch entstand der Eindruck, dass Frau I. sterbend ist?	Beobachtung: Frau I. wollte in der vergangenen Woche nicht mehr aus dem Bett herausgeholt werden, um an den Gemeinschaftsangeboten (Singen. Vorlesen) teilzunehmen. »Ich bin zu müde und außerdem muss ich über mein Leben nachdenken.« Meinen Eindruck, dass sich Frau I. immer mehr zurückzieht und vielleicht sterbend ist, an PFK weitergegeben.
Die Tochter von Herrn A. macht sich Sorgen, weil er wohl stirbt.	Warum denkt die Tochter von Herrn A. dass er stirbt? Was hat sie beobachtet/festgestellt? Was genau bereitet ihr Sorgen? Was wurde unternommen und mit welcher Wirkung?	Die Tochter von Herrn A. sagt, dass sie denkt, dass ihr Vater bald stirbt. Er habe so abgebaut und seit gestern würde er kaum noch reagieren, auch nicht auf Ansprache. Ursache ihrer Sorgen: Sie hat Bedenken, dass ihr Bruder aus Kanada es nicht mehr rechtzeitig schafft, den Vater noch lebend zu sehen. Habe ihr erklärt, dass viele Sterbende warten würden, bis ihre »Lieben« da sind.
Frau N. glaubt, dass sie stirbt.	Warum glaubt Frau N., dass sie stirbt?	Selbstaussage: Frau N. sagte mir, dass sie nun drei Nächte hintereinander geträumt habe, dass sie bald stirbt. Habe sie gefragt, ob sie sonst etwas spürt. »Nein, nur die Träume.« Meine Frage: »Kann ich etwas für Sie tun?« Antwort: »Nein danke, es ist alles in Ordnung.« PFK informiert.

5.13 Aussagen zur Begutachtungsrichtlinie (BRi) - Pflegebedürftigkeit

Bei der Pflegebegutachtung, wie sie sich seit dem 1. Januar 2017 zeigt, wird die Berechnung des vorhandenen Pflegegrades vorgenommen. Integriert sind hierbei Fragen, die früher einmal mit einem separaten Assessment zur Einschätzung einer eingeschränkten Alltagskompetenz erhoben wurden.

Die Fähigkeiten des Menschen zu einer selbstständigen Lebensgestaltung (auch Beschäftigung) und zur Ausübung aller Handlungen, die das alltägliche Leben erfordern, werden nun in einem gemeinsamen Assessment geprüft. Thematisch strukturiert sind die Fragen und Erhebungsbereiche in Modulen, die aus mehreren Fragen bestehen. Je nach Modul wird mal nach dem Grad der Selbstständigkeit geschaut, mal nach der Häufigkeit des Auftretens eines Problems. Ich schildere hier im Folgenden nur die Module mit Beispielen, die zu Ihrem Beobachtungs- und Handlungsfeld als Betreuungskraft gehören.

Generelle Fragen:

- In welcher Weise zeigt sich die Beeinträchtigung?
- Wie häufig tritt ein Problem auf?
- Benötigt der Betroffene Hilfe? Wenn ja, wie zeigt sich dies und wie oft ist diese erforderlich?

5.13.1 Modul 1 - Mobilität

Um an einem Angebot teilnehmen zu können, ist oft die Überwindung des Weges zu einem Raum erforderlich. Auch muss der Betroffene für eine gewisse Zeit auf einem Stuhl oder wenigstens in einem Rollstuhl sitzen können.

Als Betreuungskraft sollten Sie hier die Fähigkeiten oder die Einschränkungen des Betroffenen prüfen. Geprüft werden aber nur Kraft, Balance und Ausdauer – nicht ob der Betroffene zielgerichtet einen bestimmten Raum aufsuchen kann.

Mobilität

- Positionswechsel im Bett (wird bevorzugt von der Pflege beschrieben)
- Halten einer stabilen Sitzposition – Wie lange kann ein Betroffener ohne fremde Hilfe aufrecht sitzen?
- Umsetzen – kann sich ein Betroffener allein umsetzen?
- Fortbewegen innerhalb des Wohnbereichs – kann ein Betroffener mindestens 8 Meter allein laufen? Hilfe bei längeren Wegen erforderlich?
- Treppensteigen – kann ein Betroffener allein eine Treppe steigen?

Wichtig **Auf die Selbstständigkeit kommt es an**

Es geht stets darum, wie selbstständig jemand ist:

- Was kann der Betroffene noch allein? Was geht nicht?
- Beobachten, erfragen und beschreiben Sie biografische Gewohnheiten, Vorlieben, Abneigungen und Rituale.

Tab. 22: Einträge zum »Halten einer stabilen Sitzposition, sich auf einem Bett, Stuhl oder Sessel aufrecht halten«*

Unangemessen	Fragen/Ursachenanalyse	Angemessen
Frau K. kann nicht lang genug sitzen, um an den Angeboten teilnehmen zu können.	Was heißt »lange genug«? (Zeitangabe) An welchen Angeboten kann sie nicht teilnehmen? Kann sie gar nicht oder nur für eine begrenzte Zeit teilnehmen?	Beobachtung: Frau K. kann nur etwa zehn Minuten auf einem Stuhl sitzen, dann kann sie ihre Körperspannung nicht mehr halten und neigt sich immer nach rechts über die Stuhllehne.
Herr T. ist sehr schwach und kann beim Mensch-Ärgere-Dich-Nicht nicht allein die Spielfiguren setzen.	Was genau bedeutet »schwach«? Warum kann er die Spielfiguren nicht mehr heben?	Selbstaussage/Beobachtung: Herr T. neigt sich in der Spielrunde immer schneller nach vorn (in Richtung Tisch), sagt: »Ich habe keine Kraft mehr.« Er kann Spielfiguren nicht mehr allein versetzen.

* MDS & GKV (2017): Richtlinien des GKV-Spitzenverbandes zur Feststellung der Pflegebedürftigkeit nach dem XI. Buch des Sozialgesetzbuches. 2. Akt. Auflage. Essen, S. 40

Tab. 23: Einträge zum Umsetzen

*»Von einer erhöhten Sitzfläche, Bettkante, Stuhl, Sessel, Bank, Toilette etc. aufstehen und sich auf einem Rollstuhl, Toilettenstuhl, Sessel o. Ä. umsetzen«.**

Unangemessen	Fragen/Ursachenanalyse	Angemessen
Herr K. kann sich nicht allein umsetzen.	Warum kann er sich nicht allein umsetzen? Was geht konkret nicht? Um welches Umsetzen handelt es sich? (von wo nach wo?)	Beobachtung: Herr K. kann sich aufgrund der Schwäche im linken Arm nicht ausreichend aus seinem Rollstuhl hochdrücken und sich auf einen Stuhl im Café umsetzen.
Frau L. kann nicht ausreichend beim Umsetzen vom Sessel in ihrem Zimmer in den Rollstuhl mithelfen.	Wie sieht die Einschränkung konkret aus, die eine Mithilfe verhindert oder einschränkt?	Beobachtung: Frau L. kann nicht (auch nicht für einen Moment) die Beine durchdrücken. Sie hat insgesamt keine Kraft und kann nicht beim Hochkommen mithelfen. Insgesamt wirkt sie ohne Spannung. Der Transfer vom Bett in den Rollstuhl kann nicht mit einer Person allein bewältigt werden.

* Ebd.

Tab. 24: Einträge zum Fortbewegen innerhalb des Wohnbereichs

*»Sich innerhalb der Wohnung oder im Wohnbereich einer Einrichtung zwischen den Zimmern sicher bewegen«**

Unangemessen	Fragen/Ursachenanalyse	Angemessen
Frau P. kann nicht zum Gemeinschaftsraum laufen.	Kann sie gar nicht laufen oder gelingt dies für eine kurze Strecke (angeben, wie viel Meter), aber nicht bis zum Gemeinschaftsraum?	Beobachtung: Frau P. kann nur etwa zwei Meter gehen, knickt in den Beinen immer weiter ein und stützt sich voll auf die Mitarbeiterin. Weg zum Gemeinschaftsraum kann sie nicht allein laufen.
Herr X. hat Einschränkungen beim Laufen.	Um welche Einschränkungen handelt es sich? Welche Auswirkungen haben die Einschränkungen?	Selbstaussage: Herr X. kann nur gestützt von zwei Mitarbeiterinnen und Rollator ca. zwei Meter laufen, sagt, er habe Angst zu fallen.

* AaO., S. 41

Definition **Treppen steigen**

Unter Treppen steigen wird das »Überwinden von Treppen zwischen zwei Etagen«* verstanden. Die Fähigkeit ist rein hypothetisch zu bewerten, d. h. auch wenn der Betroffene den Aufzug nutzt, ist zu prüfen, ob er die Treppe steigen könnte, wenn er es denn wollte. Diese Prüfung sollte von der Pflegefachkraft vorgenommen werden.

* MDS & GKV 2017:41

5.13.2 Modul 2 - Kognitive und kommunikative Fähigkeiten

Unter Kognition werden alle geistigen Prozesse verstanden, also Denken, Entscheiden, eine Handlung im Kopf organisieren, Reflektieren und Evaluieren, also Prüfen.

Unter Kommunikation werden alle Fähigkeiten und Handlugen verstanden, die dem Austausch von Informationen zwischen Menschen dienen (verbal, also über Sprache/Worte und nonverbal, also über Mimik, Gestik, Verhalten). Hierzu zählen auch »Auswirkungen von Hör-, Sprech- und Sprachstörungen.«[11]

Geprüft wird, inwieweit die Fähigkeit bei einem Menschen eingeschränkt ist. Unterschieden wird:

- Fähigkeit vorhanden/unbeeinträchtigt
- Fähigkeit größtenteils vorhanden (mehr als 50 Prozent einer Fähigkeit sind vorhanden und werden genutzt)
- Fähigkeit in geringem Maße vorhanden (weniger als 50 Prozent einer Fähigkeit sind vorhanden)
- Fähigkeit ist nicht vorhanden (es bestehen kaum oder keine Fähigkeiten)

[11] AaO., S. 42

Tab. 25: Einträge zum Erkennen von Personen aus dem näheren Umfeld

Angehörige, Pflegende, andere Menschen, die mit dem Betroffenen zusammenleben oder wieder zusammenkommen (d. h. »Menschen, zu denen ein regelmäßiger Kontakt besteht«* wie in der Tagespflege)

Unangemessen	Fragen/Ursachenanalyse	Angemessen
Frau K. erkennt Personen häufig nicht.	Wen erkennt sie nicht? Erkennt sie diese Menschen immer nicht oder nur zu bestimmten Zeiten?	Beobachtung: Frau K. erkennt neue Mitarbeiter nicht. Menschen, zu denen sie schon länger Kontakte hat (mindestens ein bis zwei Jahre) und Angehörige erkennt sie immer.
Herr T. erkennt Angehörige nicht mehr.	Welche Angehörigen erkennt er nicht mehr? Wie zeigt sich das?	Herr T. hat heute seine Tochter nicht erkannt. Sagte zu ihr: »Na, Schwesterlein, dich habe ich ja ewig nicht gesehen...«
Frau I. erkennt ihren Mann nur, wenn dieser bestimmte Rituale einhält.	Welche Rituale sind dies? Woran lässt sich feststellen, dass sie ihren Mann dann erkennt?	Frau I. erkennt ihren Mann, wenn dieser sagt: »Na, Trude, gehen wir einen Kaffee trinken?« Dann hakt sie sich bei ihm ein und sagt: »Klar.« Ohne dieses Ritual fragt sie ihn immer: »Woher kenne ich Sie eigentlich?«

* AaO., S. 43

Tab. 26: Einträge zur örtlichen Orientierung

»Fähigkeit, sich in der räumlichen Umgebung zurechtzufinden, andere Orte gezielt anzusteuern und zu wissen, wo man sich befindet.«* Bitte prüfen Sie auch immer, inwieweit sich der Betroffene noch orientieren kann (im Zimmer, Wohnbereich, Haus, oder auch außerhalb)

Unangemessen	Fragen/Ursachenanalyse	Angemessen
Frau K. war heute örtlich desorientiert.	Woran zeigte sich die Desorientierung? Auf welchen Raum war sie bezogen? Wo hat sie sich nicht ausgekannt?	Selbstaussage: Frau K. fand sich heute nicht zurecht, als ich sie mit in die Halle ins Erdgeschoss nahm: „Wo sind wir hier?" Als wir später wieder auf dem Wohnbereich ankamen, sagte sie sie: »Gott sei Dank. Endlich bin ich wieder zu Hause.«

Unangemessen	Fragen/Ursachenanalyse	Angemessen
Herr Q. war verwirrt im Frühdienst.	Welchen Bereich betraf die Desorientierung und wie umfangreich zeigte sie sich? Wie zeigte sich die Desorientierung konkret? Was wurde unternommen?	Herr Q. fragte mich heute im Frühdienst zehn Mal, wann er denn nach Hause könne. Ich habe ihm gesagt, dass wir in seinem Zimmer wären, in seinem Zuhause. Herr Q.: »Was reden Sie denn da? Da sieht es ganz anders aus. Das ist hier nicht mein Zuhause.«

* Ebd.

5

Definition Zeitliche Orientierung

Zeitliche Orientierung ist die »Fähigkeit, zeitliche Strukturen zu erkennen«*, z. B. Tag-Nacht-Rhythmus, Zeiterleben, aktuelle Tageszeit. Beschreibungen wie bei örtlicher und personeller Desorientierung.

* MDS & GKV 2017:44

Tab. 27: Einträge zur Erinnerung an wesentliche Ereignisse oder Beobachtungen

»Fähigkeit, sich an kurz und auch länger zurückliegende Ereignisse oder Beobachtungen zu erinnern.«* (z. B. Geburtstag, Frühstück etc.)

Unangemessen	Fragen/Ursachenanalyse	Angemessen
Frau K. hatte heute starke Erinnerungslücken.	Zu welchem Ereignis, in welcher Situation zeigten sich Erinnerungslücken? Wie umfangreich war die Beeinträchtigung? Was wurde unternommen und mit welcher Wirkung?	Beobachtung: Frau K. wusste auf Nachfrage nicht, ob sie schon gefrühstückt hat. Auf meine Frage, ob sie denn Hunger habe, sagte sie: »Nein.«

Unangemessen	Fragen/Ursachenanalyse	Angemessen
Herr V. war heute zeitlich desorientiert, kannte seinen Geburtstag nicht.	Wie hat sich die Desorientierung konkret gezeigt?	Selbstaussage: Herr V. fragte im Frühdienst zehn Mal, wann denn sein Geburtstag gefeiert würde. Ich erklärte ihm, dass doch gestern sein großer Tag gewesen sei und alle seine Kinder zu Besuch da waren. »Nein, das haben Sie sicherlich im Fernsehen gesehen«, sagte er zu mir. Meine Aussage: »Ja, Feiern möchte man jeden Tag. Das ist doch immer wieder schön.« Er sagte: »Da haben Sie recht« und ging in sein Zimmer.

* AaO., S. 44

Tab. 28: Einträge zum Steuern von mehrschrittigen Alltagshandlungen

»Fähigkeit, zielgerichtete Handlungen des Lebensalltags, die eine Abfolge von Teilschritten umfassen, zu steuern.«* (z. B. Steuern = Planen, Schritt für Schritt logisch ausführen)

Unangemessen	Fragen/Ursachenanalyse	Angemessen
Frau K. hatte Probleme beim Frühstück, konnte das nicht allein.	Was konkret konnte Frau K. nicht allein? Wie zeigte sich das?	Beobachtung: Frau K. konnte heute trotz Anleitung das Brötchen beim Frühstück nicht selber schmieren und belegen, wusste auch nicht, was sie mit der Kaffeetasse anfangen sollte. Nach Anleitung (Demonstration) nahm sie diese und trank.
Herr C. konnte die Jacke nicht selber anziehen.	Woran wurde erkannt, dass er es nicht konnte? In welchem Zusammenhang bestand die Einschränkung? (Uhrzeit, Situation?)	Beobachtung: Herr C. konnte sich heute die Jacke nicht selber anziehen, als wir zum Markt wollten. Sagte immer wieder: »Was soll ich denn damit tun. Nehmen Sie das mal.«

* AaO., S. 45

Tab. 29: Einträge zum Treffen von Entscheidungen im Alltagsleben

»Fähigkeit, folgerichtige und geeignete Entscheidungen im Alltag zu treffen.«*
(z. B. Auswahl von Kleidung, Essen, Beschäftigung)

Unangemessen	Fragen/Ursachenanalyse	Angemessen
Frau B. wusste heute nicht, was sie wollte.	In welchem Zusammenhang wusste sie nicht, was sie wollte (Beschäftigung, Mittagessen?) Wie zeigte sich, dass sie es nicht wusste? Wie wurde reagiert?	Beobachtung: Frau B. zeigte während der Vorleserunde eine starke Lauftendenz, konnte aber nicht sagen, was und wohin sie wollte. Auf meine Frage, ob sie mit Frau S. in den Garten gehen wolle, gab sie keine Antwort.
Herr X. hatte keinen Lieblingskuchen, wusste nicht, was er wollte (in der Cafeteria).	Welche Reaktion/ Aussage zeigte Herr X. in welcher Situation? Wie wurde gehandelt und welche Reaktion zeigte Herr X.?	Beobachtung: Herr X. zeigte beim Kaffeetrinken in der Cafeteria auf alle Kuchenstücke, als ich ihn fragte, was er wolle. Auch beim Zeigen einzelner Kuchen konnte er sich nicht entscheiden, zeigte dann aber einen zufriedenen Gesichtsausdruck, als ich ihm drei kleine verschiedene Kuchen auf den Teller gab.

* Ebd

Tab. 30: Einträge zu »Fähigkeiten, Sachverhalte zu verstehen und Informationen inhaltlich einordnen zu können«*

Unangemessen	Fragen/Ursachenanalyse	Angemessen
Frau P. hat nicht verstanden, dass sie zur Toilette gehen soll.	In welchem Zusammenhang sollte Frau P. zur Toilette gehen und wie wurde sie angeleitet? Wie zeigte sich konkret das Nicht-Verstehen? (Aussage oder Anzeichen?)	Frau P. schüttelte immer wieder den Kopf, als ich sagte, sie solle vor dem Kegeln noch einmal zur Toilette gehen, damit sie nicht wieder »in Not gerät.« »Geh doch selber«, sagte sie immer, »ich weiß nicht, warum Du immer was von mir willst.«

Unangemessen	Fragen/Ursachenanalyse	Angemessen
Herr V. war desorientiert, als er zum Arzt fahren sollte.	Wie zeigte sich die Desorientierung konkret? In welcher Situation trat sie auf? Was wurde unternommen?	Beobachtung: Herr V. verstand heute nicht, dass er in das Taxi einsteigen solle, um zum Arzt zu fahren. »So ein Auto hatten wir noch nie.« Habe ihm auf unterschiedliche Weise erklärt, dass es ein Taxi wäre und dass alles in Ordnung sei. Er zeigte einen fragenden Gesichtsausdruck und schaute immer wieder seinen Nachbarn an. Die Tochter hat ihn dann etwas später nach Anruf selbst gefahren.

* AaO., S. 46

Tab. 31: Einträge zur »Fähigkeit, Risiken und Gefahren zu erkennen«*

Unangemessen	Fragen/Ursachenanalyse	Angemessen
Frau K. erkennt ihre Sturzgefahr nicht mehr.	In welcher Weise zeigt sich die Sturzgefahr? Woran lässt es sich erkennen, dass Frau K. diese nicht wahrnimmt? Was wurde durch den/die Mitarbeiter/In unternommen? Welche Reaktion zeigte dann die Betroffene?	Beobachtung: Frau K. wollte heute mehrfach mit dem Rollator an der hohen Seite des Bürgersteigs herunterfahren. Habe ihr mehrfach gezeigt und erklärt, dass es etwas weiter extra eine abgesenkte Stelle gibt, die das Überqueren des Weges vereinfachen soll. Immer wieder versuchte sie es an der hohen Seite. Auf meinen Hinweis, dass man dort stürzen könne, schüttelte sie nur missbilligend den Kopf.
Herr B. erkennt seine alkoholbedingte Sturzgefahr nicht.	Welches Verhalten führt zur Sturzgefahr? Woran lässt es sich erkennen, dass er die Gefahr selbst nicht erkennt?	Herr B. holt sich mehrfach die Woche am Büdchen eine Flasche Wein und trinkt diese dann allein im Zimmer. Danach torkelt er über den Wohnbereich und erscheint unsicher. Er nimmt das nicht ernst: »Das habe ich immer so gemacht. Und lebe ich vielleicht nicht immer noch?«

* AaO., S. 47

Tab. 32: Einträge zu elementaren Bedürfnissen

»Fähigkeit, elementare Bedürfnisse verbal oder nonverbal mitzuteilen.«*
(z. B. Hunger, Durst, Schlafen, Drang zur Toilette etc.)

Unangemessen	Fragen/Ursachenanalyse	Angemessen
Frau L. kann keine Aussagen zu ihrem Schmerzzustand machen.	Woran lässt es sich erkennen, dass sie hierzu keine zielgerichteten Äußerungen machen kann (weder verbal noch nonverbal)? Wodurch entsteht der Eindruck, dass sie Schmerzen hat? Was wurde unternommen, mit welcher Folge?	Beobachtung: Frau L. nestelte nach dem Mittagessen mit den Händen über den Tisch und scharrte mit den Füßen. Auf die Frage, ob sie Schmerzen habe, konnte sie nicht antworten. Nach der Gabe der Bedarfsmedikation durch die PFK verschwand dies Verhalten nach ca. 30 Minuten.
Herr Ö. kann nicht selber trinken.	Woran ist es erkennbar, dass es sich um ein Nicht-Können handelt? (Aussage oder Beobachtung) Welche Handlung wurde angeboten/durchgeführt und mit welcher Reaktion beim Betroffenen?	Beobachtung: Herr Ö. äußerte heute zu keinem Zeitpunkt, dass er Durst hatte. Als ich ihm den Becher an den Mund hielt und »Prost« sagte, trank er jedes Mal das ganz Glas (200 ml) leer. Danach schaute er mich mit einem zufriedenen Gesichtsausdruck an.

* Ebd

5

Tab. 33: Einträge zur »Fähigkeit, Aufforderungen im Hinblick auf alltägliche Grundbedürfnisse zu verstehen«*

Unangemessen	Fragen/Ursachenanalyse	Angemessen
Frau P. kann gestellte Fragen nicht mehr verstehen?	Woran lässt es sich erkennen, dass Frau P. in Worte gefasste Fragen nicht (mehr) versteht? Wie reagiert sie auf nonverbale Aufforderungen? Was funktioniert?	Sagt man zu Frau P. »Kommen Sie, wir gehen jetzt zum Mittagessen«, hält sie sich an den Stuhllehnen fest und sagt: »Heute kommt meine Tochter.« Streckt man ihr mit einem fröhlichen Gesichtsausdruck die Hände entgegen und sagt: »Kommen Sie mit mir mit?«, reicht sie einem die Hände, steht auf und kommt mit.

Unangemessen	Fragen/Ursachenanalyse	Angemessen
Herr Ä. kann seine Wünsche beim Frühstück nicht mehr selbst äußern.	Woran wurde dieses Unvermögen erkannt? Können andere Möglichkeiten eingesetzt werden, damit er sich einbezogen fühlt? Welche sind dies?	Beobachtung: Herr Ä. antwortet nicht, schaut verunsichert mit großen Augen, wenn man ihn fragt, welchen Belag er auf seinem Brötchen wünscht. Frage ich ihn: »Soll es eine Leberwurstknifte sein, wie bei Muttern«, nickt er und schaut zufrieden.

* AaO., S. 48

Tab. 34: Einträge zur Beteiligung an einem Gespräch

»Fähigkeit, in einem Gespräch Gesprächsinhalte aufzunehmen, sinngerecht zu antworten und zur Weiterführung des Gesprächs Inhalte einzubringen.«*

Unangemessen	Fragen/Ursachenanalyse	Angemessen
Frau N. kann sich mit ihrer Nachbarin nicht mehr unterhalten.	Geht es um eine spezifische Nachbarin oder um verschiedene? Woran lässt sich ihre Einschränkung erkennen? Wie sieht diese konkret aus?	Beobachtung: Frau N. antwortet auf (verschiedene) gestellte Fragen von ihrer Tischnachbarin nicht mit logischen Antworten, sagt immer nur: »Das hätte Mama auch so gemacht.« (Fragen der Nachbarin: »Gehen Sie heute auch zum Bingo?« – »Haben Sie schon gesehen, es gibt heute Hering mit Stippe?«)
Herr J. ist nicht mehr in der Lage, sich am Einzelgespräch zu beteiligen.	Wie sieht das konkret aus? Hat er sich entsprechend geäußert oder ein bestimmtes Verhalten gezeigt?	Beobachtung: Herr J. brummelt im Einzelbesuch, unabhängig vom Thema und vom zeitlichen Umfang immer vor sich hin. Gestellte Fragen beantwortet er nicht, sagt immer nur:»Herrjemine, Herrjemine.«

* Ebd.

5.13.3 Modul 3 – Verhaltensweisen und psychische Problemlagen

Hierbei geht es um *»Verhaltensweisen und psychische Problemlagen als Folge von Gesundheitsproblemen, die immer wieder auftreten und personelle Unterstützung erforderlich machen«.*[12]

Dies bedeutet, es muss eine Diagnose über eine zugrunde liegende Krankheit vorliegen, das oder die Probleme müssen immer wieder auftreten, der Betroffene muss einen Hilfebedarf haben.

Bewertungskriterium ist dabei die Häufigkeit des Auftretens:

- N/S = nie oder selten
- S = selten (ein- bis dreimal innerhalb von zwei Wochen)
- H = häufig (zwei bis mehrmals wöchentlich)
- T = täglich

[12] AaO., S. 49

Motorisch geprägte Verhaltensauffälligkeiten

Z. B. Lauftendenz, scheinbar zielloses Umherirren, Versuche, ohne Begleitperson die Einrichtung zu verlassen, ständiges Aufstehen/Hinsetzen vom Stuhl.[13]

Tab. 35: Einträge zu motorisch geprägten Verhaltensauffälligkeiten*

Unangemessen	Fragen/Ursachenanalyse	Angemessen
Frau P. ist kontinuierlich unruhig.	Wie zeigt sich die Unruhe konkret? Wie umfangreich tritt sie auf?	Beobachtung: Frau P. versucht ständig im Gemeinschaftsraum aufzustehen, setzt sich dann aber immer wieder sofort hin. Sie kann keine fünf Minuten sitzen bleiben.
Herr F. will immer nur laufen.	Handelt es sich um ein Können oder um ein Bedürfnis, das hier zu nennen ist? Wie zeigt sich seine Lauftendenz konkret? Wirkt sie bei ihm eher als Problem oder führt sie eher zu Anzeichen von Wohlbefinden?	Beobachtung: Herr F. läuft den ganzen Vormittag (8:00 – 12:00 Uhr) über den Wohnbereich, von einem Ende des Flurs zum anderen. Auch die Anleitung zu einer kleinen Pause im Sitzen nimmt er nicht an, steht sofort wieder auf und läuft weiter. Dabei hat er einen zufriedenen Gesichtsausdruck. Hinweis: Die ggf. entstehende Sturzgefahr sollte mit der PFK besprochen werden.

* Ebd.

Nächtliche Unruhe[14]

Gemeint sind hier nächtliches Aufwachen, Umherirren, Schlafstörungen, Störungen des Tag-Nacht-Rhythmus, Hilfebedarfe außer Toilettengang. Dieser Punkt wird nicht von den Betreuungskräften bearbeitet, da diese keine Dienste in der Nacht übernehmen, wird hier der Vollständigkeit halber aber auch aufgeführt.

[13] AaO., S. 50

[14] Gilt nicht, wenn Toilettengänge wiederholt nachts erforderlich werden, weil der Betroffene z. B. eine Nykturie hat (vgl. MDS & GKV 2017:50)

Tab. 36: Eintrag zu nächtlicher Unruhe

Unangemessen	Fragen/Ursachenanalyse	Angemessen
Frau W. ist nachts wiederholt unruhig.	Auf welchen Zeitraum bzw. welche Uhrzeit bezieht sich der Eintrag? Wie zeigt sich die Unruhe?	Beobachtung: Frau W. wird an mindestens fünf Tagen/Woche zwischen 01:00 und 02:00 Uhr wach, steht auf und läuft durch alle Zimmer. Von allein geht sie nicht wieder in ihr Bett. Nach einer Tasse warmen Kakaos und dem Versprechen, dass es am Morgen Frühstück gibt, lässt sie sich zum Weiterschlafen motivieren. Selbstaussage: Frau W. sagt, dass sie nicht schlafen kann, fühlt sich nach eigener Aussage unruhig (zwischen 01:00 und 03:00 Uhr). Frau W.: »Ich kann nicht schlafen. Ich bin so wirr im Kopf und mein Herz schlägt so doll. Nun liege ich schon zwei Stunden wach.«

5

Selbstschädigendes und autoaggressives Verhalten

Hierzu zählen alle aktiven Handlungsweisen, mit denen sich der Betroffene schädigen oder verletzen kann, z. B. sich schlagen, kratzen, Essen ungeeigneter Dinge wie Servietten, zu vieler/unangemessener, ungenießbarer Lebensmittel, bei hohem BMI oder Diabetes mellitus und wechselnden/zu hohen Blutzuckerwerten (nicht gemeint ist die selbstbestimmte Entscheidung).[15]

Tab. 37: Eintrag zu selbstschädigendem oder autoaggressivem Verhalten

Unangemessen	Fragen/Ursachenanalyse	Angemessen
Herr C. verletzt sich immer wieder selbst.	Wie zeigt sich das selbst-verletzende Verhalten? Was könnte die Ursache sein? Was wurde unternommen und mit welcher Wirkung?	Beobachtung: Herr C. kratzt sich während des Frühstücks ständig am linken Arm. Kratzspuren und leichte Blutungen sind erkennbar. Auf meine Frage, warum er das mache, gab er keine Antwort, schien mich nicht zu verstehen. Herr C. schlägt immer wieder mit beiden Handflächen auf den Tisch. Handflächen sind gerötet. Nach Gabe von Handtüchern, die er gefaltet hat, ließ das Schlagen nach.

[15] AaO., S. 50

Beschädigen von Gegenständen

Hierunter fallen unterschiedliche Gegenstände, die beschädigt werden, z. B. das Herunterwerfen von Geschirr, das Zerreißen der Servietten, das Werfen von Wasserflaschen, das mutwillige oder unbewusste Zerstören von Gegenständen wie Bildern, die an der Wand hängen, Dekorationsmaterialien u. a., also »aggressive auf Gegenstände gerichtete Handlungen«.[16]

Tab. 38: Eintrag über das Beschädigen von Gegenständen

Unangemessen	Fragen/Ursachenanalyse	Angemessen
Frau L. zerstört das Frühstücksgeschirr, geht damit unsachgemäß um.	Was wird konkret zerstört? Wie sieht die Art der Schädigung aus?	Beobachtung: Frau L. fegte in der Frühstücksrunde mit der Hand das komplette Frühstücksgeschirr vom Tisch (unruhiges Gesicht, suchende Augen). Es wirkte, als wüsste sie nichts damit anzufangen. Stand kein Geschirr vor ihr auf dem Tisch, zeigte sie kein unruhiges Gesicht. Frau L. warf heute beim Frühstück vier Mal eine Tasse auf den Boden.

Physisch aggressives Verhalten gegenüber anderen Personen

Z. B. Hauen, Beißen, Kratzen, Treten, mit Stock schlagen, *»andere zu stoßen oder wegzudrängen, oder ... Verletzungsversuchen gegenüber anderen Personen«*.[17]

Tab. 39: Eintrag zu physisch aggressivem Verhalten gegenüber anderen Personen

Unangemessen	Fragen/Ursachenanalyse	Angemessen
Herr V. zeigte aggressives Verhalten gegenüber anderen Bewohnern im Gruppenangebot.	Wie zeigte sich das aggressive Verhalten konkret? Bei welcher Handlung/welchem Angebot zeigte es sich konkret?	Beobachtung: Herr V. schubste die Bewohner, die vor ihm beim Kegeln an der Reihe waren: »Lass mich, ich sehe gar nicht ein, dass immer die anderen zuerst dran sind.«

[16] Ebd.
[17] Ebd.

Verbale Aggression

Z. B. Schimpfen, Anschreien, *»verbale Beschimpfungen oder … Bedrohung anderer Personen«*.[18]

Tab. 40: Eintrag zu verbaler Aggression

Unangemessen	Fragen	Angemessen
Frau Ö. beschimpfte ständig in der Bastelgruppe andere Bewohner.	Wann genau beschimpfte sie andere Bewohner? Lassen sich ggf. Auslöser erkennen?	Frau Ö. beschimpfte Frau K.: »Du dumme Kuh, lass sofort den Kleber los«, und wollte ihn an sich reißen. Frau Ö. beschimpfte wiederholt in der Morgenrunde Frau L.: »Du bist eben eine Straßenhure«, als diese das Rätsel lösen konnte.

5

Andere pflegerelevante vokale Auffälligkeiten

»Lautes Rufen, Schreien, Klagen ohne nachvollziehbaren Grund, vor sich hin schimpfen, fluchen, seltsame Laute von sich geben, ständiges Wiederholen von Sätzen und Fragen.«[19]

Tab. 41: Einträge über andere pflegerelevante vokale Auffälligkeiten

Unangemessen	Fragen/ Ursachenanalyse	Angemessen
Herr C. ist verbal auffällig.	Wie zeigt sich die Auffälligkeit konkret? Wann zeigt sie sich ggf. oder wie lange?	Herr C. sang den ganzen Vormittag das Lied »Lieber guter Nikolaus«, hörte auch nicht auf, als ich ihm sagte, dass wir gerade Sommer hätten.
Frau C. zeigt Stimmungsschwankungen.		Frau C. beschimpfte mich ohne erkennbaren Grund mit den Worten: »Du blöde Kuh…«, als ich auf dem Flur an ihr vorbeiging. Sekunden später wirkte sie ganz freundlich und nannte mich Liebchen.
Herr X. macht ständig die gleichen Geräusche.		Herr X. brummt den ganzen Nachmittag vor sich hin und unterbricht auch nicht, wenn man ihn anspricht.

[18] Ebd.

[19] Ebd.

Abwehr pflegerischer oder anderer unterstützender Maßnahmen

Gemeint ist jegliche Ablehnung, die nicht selbstbestimmt vom Betroffenen vorgenommen wird.[20]

Tab. 42: Eintrag zur Abwehr pflegerischer oder anderer unterstützender Maßnahmen

Unangemessen	Fragen/Ursachenanalyse	Angemessen
Frau Ä. lehnte die Unterstützung beim Laufen ab.	In welchem Zusammenhang oder bei welcher Aktivität lehnte sie welche Unterstützung ab? Wurde ein Kompromissangebot gemacht? Welche Reaktion zeigte sich dann?	Frau Ä. zeigte Anzeichen von Schwäche, beim Laufen zum Gruppenraum (hängte sich mir schwer in den Arm). Den Vorschlag, einen Rollstuhl zu nutzen, lehnte sie ab: »Quatsch.« Mein Angebot, zwischendurch eine Pause auf einem Stuhl zu machen, nahm sie an: »Okay.«

Wahnvorstellungen und Halluzinationen

Wahnvorstellungen sind Wahrnehmungen jeglicher Art, die nicht mit der Realität übereinstimmen. Also etwa Dinge sehen, die nicht vorhanden sind, nicht vorhandene Geräusche hören, Vergiftungswahn oder andere zwanghafte Vorstellungen, *»mit Verstorbenen oder imaginären Personen in Kontakt stehen, ... sich verfolgt, bedroht oder bestohlen«*[21] zu fühlen.

[20] Vgl. ebd.

[21] AaO., S. 51

Tab. 43: Einträge zu Wahnvorstellungen und Halluzinationen

Unangemessen	Fragen/ Ursachenanalyse	Angemessen
Herr A. hatte Halluzinationen, ließ sich auch nicht davon abbringen.	Welche (Fehl-) Wahrnehmungen zeigten sich? Was wurde unternommen?	Herr A. sah heute über den ganzen Vormittag schwarze Hunde auf dem Balkon, zeigte dabei Anzeichen von Unruhe, wollte immer weglaufen. Validierende Gespräche führten zu einer kurzzeitigen (15–20 Minuten) Beruhigung (setzte sich hin und blätterte in einer Zeitung).
Frau L. war verwirrt.		Frau L. berichtete heute Morgen mit einem schreckhaften Gesichtsausdruck, dass man sie mit den Tabletten vergiften wolle. PFK wurde informiert.

5

Ängste

Hier sind jegliche Arten von starken Ängsten gemeint. Diese können sich konkret auf etwas Benennbares beziehen oder als generelle Angst geäußert werden.[22]

Tab. 44: Eintrag zu Ängsten

Unangemessen	Fragen/Ursachenanalyse	Angemessen
Frau P. hatte heute Angst Frau P. zeigte heute Anzeichen von Angst.	Wann, wie oft oder wie lange zeigte oder äußerte Frau P. Angst? Auf was bezog sie sich? Hatte sie einen Hilfebedarf? Was wurde unternommen, mit welcher Wirkung?	Frau P. suchte im Frühdienst vier Mal Kontakt und äußerte Angst (davor, dass man ihr das Geld stehlen wolle). Meine Erklärung, dass das Geld in der Verwaltung eingeschlossen sei, beruhigte dann jeweils für ca. halbe Stunde. Frau P. schaute in der Frühstücksrunde ständig mit fragenden, großen Augen umher und rief: »Hilfe, da kommen die bösen Männer, die nehmen mich mit.« Maßnahme: in den Arm nehmen – führte zur kurzfristigen Beruhigung.

22 Vgl. ebd.

Antriebslosigkeit bei depressiver Stimmungslage

Hierbei handelt es sich um eine Störung der Motivation und des Antriebs, selbst Maßnahmen zu initiieren und durchzuführen oder diese nach Motivation durch andere Personen auszuführen. Diese Einschränkung zeigt sich daran, dass der Betroffene »*kaum Eigeninitiative aufbringt und Motivierung durch andere benötigt, um etwas zu tun. [Er] wirkt traurig oder apathisch, möchte am liebsten das Bett nicht verlassen.*« In der Regel werden entsprechende Aufforderungen abgelehnt. Nicht gemeint sind Personen »*mit rein kognitiven Beeinträchtigungen, z. B. bei Demenz*«.[23]

Tab. 45: Einträge zu Antriebslosigkeit bei depressiver Stimmungslage

Unangemessen	Fragen/Ursachenanalyse	Angemessen
Herr L. ließ sich nicht motivieren.		Herr L. lehnte meine Einladung zur Rätselrunde ab: »Lass mich, ich will nicht.« Später kam er nach erneuter Einladung mit (»Kommen Sie doch, wenigstens für 10 Minuten. Sie können auch jederzeit gehen.«)
Frau O. lag im Bett und wollte nicht am Angebot teilnehmen.	Wozu ließ sich Frau O. nicht motivieren? Wie zeigte sich die Demotivation? Wie wurde motiviert und gelockt? Wurde ein Alternativangebot gemacht und wie reagierte Frau O.?	Frau O. war trotz dreimaliger Motivationsversuche (Versprechen später in den Garten zu gehen, einen warmen Kakao mit Sahne zu bekommen oder ihr Lieblingslied in der Gruppe zu singen) nicht motiviert, zur Singgruppe mitzukommen, sagte: »Lass mich…«

Sozial inadäquate Verhaltensweisen

Hierzu zählen z. B. »*distanzloses Verhalten, auffälliges Einfordern von Aufmerksamkeit, sich vor anderen in unpassenden Situationen entkleiden, unangemessenes Greifen nach Personen oder unangemessene körperliche oder verbale sexuelle Annäherungsversuche.*«[24]

[23] Ebd.

[24] Ebd.

Hierunter werden also Verhaltensweisen verstanden, die im Zusammenleben und Zusammensein mit anderen Menschen zu Problemen oder Konflikten führen können.

Tab. 46: Eintrag zu sozial inadäquater Verhaltensweise

Unangemessen	Fragen/Ursachenanalyse	Angemessen
Frau W. versuchte ständig die Aufmerksamkeit auf sich zu ziehen.	Welche Verhaltensweisen zeigen sich konkret? In welcher Weise wirken sich diese auf das soziale Zusammenleben aus (entstehen z. B. Konflikte?) Was wird unternommen, mit welcher Wirkung?	Frau W. ließ sich im Vormittagsbereich vier Mal auf den Boden gleiten und rief: »Hilfe, Hilfe.« Ist sie im Gespräch oder in gemeinsamen Aktivitäten mit anderen Bewohnern oder in der Gruppe, zeigt sie dieses Verhalten nicht.
Frau W. sucht ständig Körperkontakt zu anderen Bewohnern. Lässt sich auch durch klare Abweisung nicht abhalten.		Frau W. fragte Herrn M. heute Nachmittag ständig, ob er mal ihre Brust befühlen wolle. Als dieser verneinte, beschimpfte sie ihn: »Du Blödmann« Erklärungen, dass ein solches Verhalten nicht ginge, scheint sie nur kurzfristig (für ca. 10 Minuten) zu verstehen und zu behalten.
Herr K. zeigte ein auffälliges Verhalten.		Herr K. ließ sich heute zwischen 13:00 und 16:00 Uhr vier Mal auf den Boden gleiten und sagte: »Das ist so schön, wenn jemand kommt und mir wieder auf die Beine hilft.«

Sonstige pflegerelevante inadäquate Handlungen

Hierzu zählen z. B. »*Nesteln an der Kleidung, ständiges Wiederholen der gleichen. Handlung (Stereotypien), planlose Aktivitäten, Verstecken oder Horten von Gegenständen, Kotschmieren, Urinieren in der Wohnung.*«[25]

Hierbei handelt es sich um Handlungen, die in der Folge die Notwendigkeit pflegerischer Handlungen nach sich ziehen.

---

[25] Ebd.

Tab. 47: Einträge zu sonstigen pflegerelevanten inadäquaten Handlungen

Unangemessen	Fragen/Ursachenanalyse	Angemessen
Herr. C. zeigt ein Messieverhalten. Herr C. sammelt alles, was er finden kann.		Herr C. sammelte heute in seinem Rollatorkorb alle Zeitungen, die er finden konnte und packte diese in seinem Bett unter die Decke. Zeitungen mussten entsorgt werden, ehe er ins Bett gehen konnte. Herr C. hat in seinem Kühlschrank mindestens 20 Becher Joghurt mit abgelaufenem Haltbarkeitsdatum. Wollte diese auch nach Erklärung über Folgen (Übelkeit/Erbrechen/Durchfall) nicht abgeben. Tochter wurde informiert, wird heute Mittag mit ihm zusammen den Kühlschrank sichten und räumen.
Frau B. ist desorientiert.	Welche inadäquate Handlung zeigt sich konkret? Warum erfordert diese eine pflegerische Handlung?	Frau B. räumt in der Spielerunde scheinbar planlos die Spielfiguren vom und wieder auf das Spielfeld, sowie in den Karton und wieder heraus. Auf Nachfrage kann sie keine Begründung nennen.

5.13.4 Modul 6 – Gestaltung des Alltagslebens und sozialer Kontakte

In diesem Modul soll erkennbar gemacht werden, ob eine Person noch selbstständig die angegebene Tätigkeit/Aktivität ausführen kann oder inwieweit sie eingeschränkt ist und Hilfe benötigt.

Entsprechende Einträge im Pflege- und Betreuungsbericht können sich zum einen auf den aktuellen Tag beziehen (»...konnte heute dies und das...« oder »konnte heute nicht...«) oder im Sinne der zusammenfassenden Evaluation oder Betrachtung auf einen längeren Zeitraum. Hier kann die Formulierung dann auch lauten: »...kann dies und das...« oder »kann dies und das nicht...« In den folgenden Tabellen finden sich Beispiele zu beiden Formen hinsichtlich der Gestaltung des Tagesablaufs und Anpassung an Veränderungen.

»Den Tagesablauf nach individuellen Gewohnheiten und Vorlieben einteilen und bewusst gestalten und ggf. an äußere Veränderungen anpassen...erfordert planerische Fähigkeiten zur Umsetzung von Alltagsroutinen. Zu beurteilen ist, ob die Person von sich aus festlegen kann, ob und welche Aktivitäten sie im Laufe des Tages durchführen möchte, z. B. wann sie baden, essen oder zu Bett gehen oder ob und wann sie Fernsehen oder spazieren gehen möchte. Solche Festlegungen setzen voraus, dass die zeitliche Orientierung zumindest teilweise erhalten ist. Der Gutachter kann dies prüfen, indem er sich z. B. den bisherigen oder künftigen Tagesablauf schildern lässt.«[26]

5

Hier ist zu prüfen, ob der Betroffene in den genannten Bereichen vollkommen selbstständig, überwiegend selbstständig, überwiegend unselbstständig oder unselbstständig ist oder wenn Einschränkungen bestehen, wie diese konkret aussehen und er Hilfe benötigt.

Tab. 48: Einträge zur Fähigkeit, den Tagesablauf zu gestalten und sich an Veränderungen anpassen zu können

Unangemessen	Fragen/Ursachenanalyse	Angemessen
Frau K. kann den Tagesablauf nicht selbst gestalten.	Was kann sie nicht selbst gestalten? Wie sieht ihre Einschränkung konkret aus? Wie umfangreich ist die Einschränkung?	Selbstständig: Frau K. kann ihren Tagesablauf selbst gestalten, sagen, was sie gern machen möchte und setzt diesen Ablauf dann auch selbst um. (benötigt keine personelle Unterstützung). Überwiegend selbstständig: Die Routineabläufe kann Frau K. weitgehend selbstständig gestalten, bei ungewohnten Veränderungen ist Unterstützung notwendig. Es reichen z. B. Erinnerungshilfen an vereinbarte Termine.

[26] AaO., S. 63

Unangemessen	Fragen/Ursachenanalyse	Angemessen
		*»Überwiegend selbstständig ist eine Person beispielsweise auch dann, wenn ihre Kommunikationsfähigkeit oder Sinneswahrnehmung stark beeinträchtigt ist und sie daher Hilfe benötigt, um den Tagesablauf mit anderen Menschen abzustimmen.«**
Frau K. wollte nicht an der Beschäftigung teilnehmen.	An welchen Beschäftigungsangeboten wollte sie nicht teilnehmen? War es ein Nicht-Wollen oder ein Nicht-Können? Welche Einschränkungen zeigten sich?	Frau K. konnte sich heute nicht für tagesaktuelle Angebote entscheiden, die Angebote vom Wochenplan konnte sie aber beschreiben.
Herr K. kann nicht allein zum Angebot kommen.	Wie sieht das Nicht-Können konkret aus? Was geht nicht? Was ist eingeschränkt? Zeigte sich die Einschränkung nur bei einem (bestimmten) Angebot oder betrifft es die Angebote generell?	Herr K. vergisst zunehmend Vereinbarungen, wusste heute nicht mehr, dass wir gestern abgesprochen haben, dass er an der Gymnastikrunde teilnimmt.
Frau F. kann nur noch eingeschränkt am Kegeln teilnehmen.	Was ist konkret eingeschränkt? Was geht nicht? Welche Hilfe ist erforderlich?	Frau K. kommt nach wie vor zum Kegeln, wenn ihr ein Zettel auf den Nachttisch gelegt wird (Angebot Kegeln: wo, wann, was).
Herr C benötigt Unterstützung bei …	Was kann er nicht? Was gelingt? Wie sieht die Einschränkung der Selbstständigkeit konkret aus? Welche Unterstützung ist notwendig?	Herr C. kann schriftlich ausgehängte Angebote nicht mehr lesen, kann aber im Aushandlungsprozess (Gespräch) sagen, was er möchte, kann Angebote abstimmen.

Unangemessen	Fragen/Ursachenanalyse	Angemessen
		Überwiegend unselbstständig: »Die Person benötigt Hilfe beim Planen des Routinetagesablaufs. Sie ist aber in der Lage, Zustimmung oder Ablehnung zu Strukturierungsangeboten zu signalisieren. Sie kann eigene Planungen häufig nicht einhalten, da diese wieder vergessen werden. Deshalb ist über den ganzen Tag hinweg eine Erinnerung bzw. Aufforderung erforderlich. Überwiegend unselbstständig ist auch eine Person, die zwar selbst planen und entscheiden kann, aber für jegliche Umsetzung personelle Hilfe benötigt.«**
Frau V. weiß nicht, ob sie zur Weihnachtsfeier kommen will.	Was kann sie nicht? Was gelingt? Wie sieht die Einschränkung der Selbstständigkeit konkret aus? Welche Unterstützung ist notwendig?	Frau V. konnte aufgrund ihrer Sprechprobleme nicht sagen, ob sie zur Weihnachtsfeier kommen will. Als ich ihr eine Weihnachtskarte mit Plätzchen zeigte, nickte sie.
Herr V. kann seinen Tag nicht mehr selbst strukturieren.	Welche Ursachen liegen zugrunde? Was geht? Was geht nicht?	Herr V. kann den eigenen Tag nicht mehr selbst strukturieren, ist nahezu täglich desorientiert, weiß nicht, wo er ist und was er will.
Frau X. ist vergesslich.	Was vergisst Frau X.? Bezieht sich die Vergesslichkeit nur auf bestimmte Bereiche oder zeigt sie sich generell? Was behält sie, was nicht?	Frau X. erinnerte sich nicht daran, dass sie Singen kommen wollte, obwohl ich ihr heute Morgen erneut Bescheid gegeben habe. Als ich sie abholte, kam sie sofort mit.
		Unselbstständig: »Mitwirkung an der Tagesstrukturierung oder Orientierung an vorgegebenen Strukturen ist nicht oder nur minimal möglich.«***

5

Unangemessen	Fragen/Ursachenanalyse	Angemessen
Herr Ö. kann nicht selbstständig am Angebot teilnehmen.	Was kann er nicht selber? Wie sieht die Einschränkung der Selbstständigkeit konkret aus? Lässt sich eine Ursache für die Einschränkung erkennen?	Herr Ö. kann Angebote zwar planen, weiß woran er teilnehmen möchte, kann aber aus den und den (körperlichen) Gründen das Angebot nicht selber aufsuchen (Gründe sind z. B. Blindheit, findet die Räume nicht; Beeinträchtigung des Laufens, kann weitere Strecken (mehr als zwei Meter) nicht allein gehen; kann aufgrund der Hebeschwäche beider Arme die Knöpfe im Aufzug nicht drücken).
Herr U. kann die Aktivität XY nicht selbstständig umsetzen.	Was konkret geht nicht mehr selbstständig? Lässt sich eine Ursache erkennen? Welche Art von Hilfe ist erforderlich?	Herr U. kann sich nicht an der Strukturierung/Gestaltung des Tages beteiligen, aufgrund fortgeschrittener Desorientierung keine Bedürfnisse angeben. Bei Nachfragen sind keine klaren Antworten und Einwilligungen möglich.
Frau Z. kann die Aktivität XY nicht selbstständig umsetzen.		Frau Z. sagt immer, dass sie zu einem Angebot kommen möchte, vergisst aber die Einladung, kommt ohne Begleitung nicht zum Angebot.
Herr T. kann die Aktivität XY nicht selbstständig umsetzen.		Herr T. vergisst die Einladungen und seine Zusagen, an einem Angebot teilzunehmen, benötigt einen Zettel auf dem Tisch, auf dem alle Angebote, zu denen er kommen möchte, mit Uhrzeit und Raum vermerkt sind. Kann sich trotz dieser Merkhilfe häufig nicht erinnern, sagt dann immer: »Ja, ich bin so vergesslich. Der Kopf will einfach nicht mehr«.

* Ebd.
** Ebd.
*** Ebd.

Ruhen und Schlafen

Dieser Beobachtungsbereich gehört im Rahmen eines veränderten Schlaf-Wachrhythmus und der damit verbundenen möglichen Einschränkung der Teilnahme an Angeboten zur Sozialen Teilhabe auch zum Beobachtungsfeld der Betreuungskräfte.

Es geht dabei um »die Fähigkeit, die Notwendigkeit von Ruhepausen zu erkennen...«[27] und die erforderlichen Maßnahmen zielgerichtet umzusetzen. Hier werden kognitive Erfordernisse wie Wahrnehmung und gezielte Organisation entsprechender Handlungen wie auch körperliche Fähigkeiten, wie selber ins Bett gehen zu können, bewertet.

Problematisch zeigen sich zwei Hauptvarianten:

1. Der Betroffene schläft tagsüber entweder bis weit in den Vormittag hinein, weil er z. B. Nachts wach und aktiv war oder er macht tagsüber viele kleine Nickerchen, weil er keine körperlichen und/oder geistigen Kräfte mehr hat, um länger an einem Angebot teilzunehmen (= Schlafbedürfnis erhöht/ zu viel oder zu oft schlafen)
2. Der Betroffene ist ständig wach und findet keine Ruhezeiten (zu wenig schlafen oder ruhen, keine Pause machen trotz körperlicher Erschöpfung)

Wird ein Betroffener bei der Kontaktaufnahme immer schlafend angetroffen, sollte die Betreuungskraft mit der Pflegefachkraft gemeinsam prüfen, ob ein Wecken sinnvoll ist, z. B. um die weitere Verstärkung einer Tag-Nacht-Umkehr zu vermeiden oder ob ein Schlafen-Lassen sinnvoller ist.

Schläft ein Betroffener in der Gruppe ein, kann dieses ein positives Ergebnis sein, wenn er ansonsten nur unruhig ist und keine Pausen macht. Dieses sollte dann in der Evaluation beschrieben werden.

---

[27] AaO., S. 64

Tab. 49: Einträge zum Thema »Ruhen und Schlafen«

Unangemessen	Fragen/Ursachenanalyse	Angemessen
		*»Selbstständig: Die Person kann die beschriebene Aktivität ohne personelle Hilfe durchführen.«** Die Person kann nach eigener Bedürfnissituation einen sinnvollen/angemessenen Tag-Nacht-Rhythmus einhalten, fühlt sich ausreichend erfrischt, überfordert sich nicht und ist überwiegend eher in der Nacht als am Tag schlafend (kleine Mittagspausen sind nicht als Problem zu werten).
Frau K. kann selbstständig ihren Tag-Nacht-Rhythmus gestalten.		Frau K. merkt, wenn sie vom Laufen müde ist und sagt dann: »Jetzt muss ich mich mal setzen.«
		*»Überwiegend selbstständig: Die Person benötigt personelle Hilfe beim Aufstehen oder Zu-Bett-Gehen, z. B. Transferhilfen oder zeitliche Orientierungshilfen beim Wecken oder Aufforderung schlafen zu gehen oder einzelne Hilfen wie z. B. Abdunkeln des Schlafraumes. Die Nachtruhe ist meist ungestört, nur gelegentlich entsteht nachts ein Hilfebedarf.«***
Herr C. regelt seinen Schlafrhythmus selbst.	Was kann er allein? In welcher Weise gibt es Einschränkungen der Selbstständigkeit?	Herr C. legt sich mittags nur für eine halbe Stunde auf sein Sofa, sagt: »Sonst kann ich in der Nacht nicht schlafen, aber diese kleine Pause brauche ich.«
Herr K. ist sturzgefährdet aufgrund ständiger Lauftendenz.	Warum läuft Herr K. ständig? Wodurch wird die Sturzgefahr konkret ausgelöst?	Herr K. macht nicht immer Pausen, wenn er müde wird, läuft den ganzen Tag – Neigung zur Übermüdung mit Sturzgefahr.

Unangemessen	Fragen/Ursachenanalyse	Angemessen
Frau T. ist sturzgefährdet.	Warum ist sie sturzgefährdet (Ursache?) In welcher Weise ist die Selbstständigkeit eingeschränkt?	Frau T. macht von sich aus keine Ruhepause, wenn sie den ganzen Vormittag umherläuft (geht dann mit gebeugtem Oberkörper), muss motiviert werden, sich ein wenig auszuruhen. Nimmt dann diese Aufforderung an.
Herr V. ist nicht motiviert aufzustehen.	Wie wurde die Demotivation festgestellt? (Aussage oder Beobachtung?) Was ist die Ursache für die fehlende Motivation?	Herr V. steht morgen nur ungern auf, möchte am liebsten nach eigener Aussage den ganzen Tag im Bett bleiben, er fühle sich so kraftlos, benötigt mehrfache Anleitung und Motivation.
		*»Überwiegend unselbstständig: Es treten regelmäßig Einschlafprobleme oder nächtliche Unruhe auf, die die Person größtenteils nicht allein bewältigen kann. Deshalb sind regelmäßige Einschlafrituale und beruhigende Ansprache in der Nacht erforderlich. Überwiegend unselbstständig ist auch eine Person, die wegen hochgradiger motorischer Beeinträchtigung regelmäßig in der Nacht personeller Hilfe bedarf, um weiterschlafen zu können, z. B. bei Lagewechsel oder Toilettengängen in der Nacht.«****
Frau I. kann sich nicht selbst für die Nacht vorbereiten.	Was kann sie konkret nicht selber durchführen?	Frau I. kann das Zimmer nicht selbst für die Nachtruhe vorbereiten (kann die Rollos nicht herunterlassen, das Zimmer nicht lüften, das Bett aufschlagen)

5

Unangemessen	Fragen/Ursachenanalyse	Angemessen
Frau L. hat Probleme mit dem Schlafen.	Wie sehen die Probleme konkret aus? Hat Frau L. die Probleme selbst benannt oder wurden diese beobachtet?	Frau L. kann abends nach eigner Aussage nicht einschlafen, muss, wie sie sagt, immer wieder zur Toilette. Sie läuft regelmäßig in der Nacht bis zu drei Mal unruhig im Zimmer oder auf dem Flur herum, benötigt Hilfe beim Zu Bett gehen: »Ich brauche dann jemanden, der mir etwas erzählt, damit ich mich beruhigen kann.«
Herr N kann nicht allein aufstehen.	Wie sehen die Probleme konkret aus? Was geht-was geht ist eingeschränkt? Welche Ursache hat das Problem?	Herr N. kann den Bewegungsablauf vom Liegen zum Sitzen nicht selbst umsetzen, hat keine Kraft sich aufzurichten.
		*»Unselbstständig: Die Person verfügt über keinen oder einen gestörten Schlaf-Wach-Rhythmus. Dies gilt u. a. für mobile gerontopsychiatrisch erkrankte Personen und auch für Menschen, die keinerlei Aktivitäten ausüben, z. B. im Wachkoma oder Personen, die regelmäßig mindestens dreimal in der Nacht personelle Unterstützung benötigen.«*****
Frau Ö. wird zum Schlafen auf das Sofa gelegt.	Warum wird Frau Ö. zum Schlafen auf das Sofa gelegt? Was kann sie nicht selbst? Ist das Sofa ihr bevorzugter Schlafort am Mittag?	Frau Ö. wird nach dem Mittagessen auf ihr Sofa gelegt, kann sich selbst nicht in eine bequeme Lage nach dem Hinlegen bringen.

* Ebd.
** Ebd.
*** Ebd.
**** Ebd.

Sich beschäftigen

»Die verfügbare Zeit nutzen, um Aktivitäten durchzuführen, die den eigenen Vorlieben und Interessen entsprechen. »Verfügbare Zeit« ist in diesem Zusammenhang definiert als Zeit, die nicht durch Notwendigkeiten wie Ruhen, Schlafen, Essen, Mahlzeitenzubereitung, Körperpflege, Arbeit etc. gebunden ist (»freie« Zeit).

Bei der Beurteilung geht es vorrangig um die Fähigkeit nach individuellen kognitiven, manuellen, visuellen oder auditiven Fähigkeiten und Bedürfnissen geeignete Aktivitäten der Freizeitbeschäftigung auszuwählen und auch praktisch durchzuführen, z. B. Handarbeiten, Basteln, Bücher oder Zeitschriften lesen, Sendungen im Radio oder Fernsehen verfolgen, Computer nutzen. Dies gilt auch für Personen, die Angebote auswählen und steuern können, aber aufgrund somatischer Einschränkungen für die praktische Durchführung personelle Unterstützung benötigen.«[28]

5

Tab. 50: Einträge zur Fähigkeit, sich zu beschäftigen*

Unangemessen	Fragen/Ursachenanalyse	Angemessen
		*»Selbstständig: Die Person kann die beschriebene Aktivität ohne personelle Hilfe durchführen. Überwiegend selbstständig: Es ist nur im geringen Maße Hilfe erforderlich, z. B. Zurechtlegen und Richten von Gegenständen (Utensilien wie Bastelmaterial, Fernbedienung, Kopfhörer o. ä. oder Erinnerung an gewohnte Aktivitäten, Motivation oder Unterstützung bei der Entscheidungsfindung (Vorschläge unterbreiten).«**

[28] AaO., S. 64

Unangemessen	Fragen/Ursachenanalyse	Angemessen
Frau K. benötigt bei der Beschäftigung teilweise Unterstützung.	Was kann sie nicht selber? Wie sehen die Einschränkungen konkret aus? Welche Art und welcher Umfang von Unterstützung werden gegeben? Was bedeutet teilweise?	Frau K. kann für Beschäftigungen die Materialien nicht selber vor- und nachbereiten, kennt die Erfordernisse nicht mehr, kann nach Vorbereitung die Beschäftigung aber aktiv durchführen.
Herr S. kann bedingt selbst Fernsehen. Herr S. benötigt Unterstützung beim Fernsehen.	Was kann Herr S. selbst? Wo zeigen sich Einschränkungen? Welche Art und welcher Umfang von Unterstützung sind erforderlich?	Herr S. kann selbst seine Fernsehprogramme einschalten, wenn die Fernbedienung bereitgelegt und der Fernseher zu ihm gedreht wird.
Frau T. zeigt Einschränkungen bei der Backrunde.	Welche Art von Einschränkungen gibt es? Welche Art und welcher Umfang von Unterstützung werden gegeben? Wie wird sie motiviert? Wie wirkt die Motivation?	Frau T. kann bei der Backrunde aktiv mitmachen (biografische Vorliebe), wenn sie motiviert und in ihrer Rolle als Hausfrau angesprochen wird: »Das haben Sie doch immer so toll gemacht.«
Herr C. hat Einschränkungen bei der Auswahl von Beschäftigungsangeboten	Wie sehen die Einschränkungen konkret aus? Mit welchem Angebot können die Einschränkungen überwunden oder kompensiert werden?	Herr C. kann sich für die Teilnahme an einem Angebot entscheiden, wenn er zwei Alternativen erhält.

»Überwiegend unselbstständig:
Die Person kann sich an Beschäftigungen beteiligen, aber nur mit (kontinuierlicher) Anleitung, Begleitung oder motorische Unterstützung.«

Unangemessen	Fragen/Ursachenanalyse	Angemessen
Herr V. benötigt umfassende Hilfestellungen bei dem und dem Angebot …	Was geht nicht? In welcher Weise bestehen Einschränkungen der Selbstständigkeit? Wie kann die Einschränkung kompensiert/ausgeglichen werden?	
Frau L. ist nur bedingt geeignet für das Beschäftigungsangebot »Obstsalat schneiden«.		Frau L. kann beim Obst-Salat-Schneiden mitmachen, wenn eine Person neben ihr sitzt und ihr kleinschrittige Anleitung gibt und/oder sie lobt.
Herr T. kann beim Angebot XY teilweise mitmachen.		Herr T. kann beim Angebot XY aktiv mitmachen, wenn immer nur ein Handlungsschritt angesagt wird.
Frau V. kann bei massiver Hilfestellung beim Angebot XY mitmachen.		Frau V. kann beim Angebot XY aktiv mitmachen, wenn ihr jeder Schritt demonstriert wird.
Herr B. hat Probleme und Einschränkungen beim Angebot XY.		(Bewegungsunfähigkeit beider Arme): Herr B. kann beim Mensch-ärgere-Dich-nicht-Spiel aktiv mitspielen, wenn der Mitarbeiter würfelt und setzt. Er sagt an, mit welcher Spielfigur gespielt wird. *»Unselbstständig: Die Person kann an der Entscheidung oder Durchführung nicht nennenswert mitwirken. Sie zeigt keine Eigeninitiative, kann Anleitung und Aufforderungen nicht kognitiv umsetzen, beteiligt sich nicht oder nur minimal an angebotenen Beschäftigungen.«*

* Ebd.

Vornehmen von in die Zukunft gerichteter Planungen

»Längere Zeitabschnitte ... über den Tag hinaus planen. Dies kann ... anhand der Frage beurteilt werden, ob Vorstellungen oder Wünsche zu ... Festlichkeiten wie Geburtstag oder Jahresfeste bestehen, ob die Zeitabläufe eingeschätzt ..., ... regelmäßige Termine nachvollzogen werden können, oder ob die körperlichen Fähigkeiten vorhanden sind, um eigene Zukunftsplanungen mit anderen Menschen kommunizieren zu können. Es ist auch zu berücksichtigen, wenn stark ausgeprägte psychische Problemlagen (z. B. Ängste) es verhindern, sich mit Fragen des zukünftigen Handelns auseinanderzusetzen.«[29]

Tab. 51: Einträge zur Fähigkeit, in die Zukunft gerichtete Planung vorzunehmen*

Unangemessen	Fragen/ Ursachenanalyse	Angemessen
	Was ist eingeschränkt? Was kann derjenige nicht selber? Welche Art von Unterstützung ist erforderlich?	*»Selbstständig:* *Die Person kann die beschriebene Aktivität ohne personelle Hilfe durchführen.* *Überwiegend selbstständig:* *Die Person nimmt sich etwas vor, muss aber erinnert werden, dies auch durchzuführen. Oder sie benötigt infolge körperlicher Beeinträchtigungen regelmäßig Hilfe im Bereich der Kommunikation, um sich mit anderen Menschen verabreden zu können.«*
Frau K. benötigt Hilfestellung bei Planung von Handlungen in der Zukunft.		Frau K. kann ihren Geburtstag planen und sagen, wer eingeladen werden soll, muss aber am Tag selbst daran erinnert werden.
Herr C. vergisst vieles.		Herr C. erzählt lange im Vorfeld, dass ein Kuchen zu seinem Geburtstag oder zu anderen Feiern besorgt werden soll, muss aber erinnert werden, den Bäcker anzurufen, wenn der Tag bevorsteht.
Frau I. kann allein kein Gespräch führen.		Frau I. kann sich nicht im Gespräch mit anderen allein austauschen, benötigt aufgrund der Taubstummheit einen Gebärdendolmetscher

[29] AaO., S. 65

Unangemessen	Fragen/ Ursachenanalyse	Angemessen
Herr G. hat Schwierigkeiten im Gespräch.		Herr G. kann aufgrund der Schwerhörigkeit nur bedingt verstehen, was andere Menschen sagen. Lautes, direktes Ansprechen von vorne durch die MA ist erforderlich. *»Überwiegend unselbstständig:* *Die Person plant von sich aus nicht, entscheidet aber mit Unterstützung durch andere Personen. Sie muss an die Umsetzung der eigenen Entscheidungen erinnert werden oder benötigt bei der Umsetzung emotionale oder körperliche Unterstützung. Überwiegend unselbstständig ist daher auch eine Person, die zwar kognitiv in der Lage ist, selbstständig zu planen und zu entscheiden, die aber so stark somatisch beeinträchtigt ist, dass sie für alle Umsetzungsschritte personelle Hilfe benötigt.«*
Frau Z. ist vergesslich, erinnert sich an Vieles nicht.	Was ist eingeschränkt? Was geht konkret nicht? Welche Hilfestellung ist wie umfassend erforderlich? Welche Reaktionen sind auf die Hilfestellung erkennbar? Wie reagiert der Betroffene dann?	Frau Z. kann sich an ihren Geburtstag nicht mehr erinnern. Auf Nachfrage kann sie aber klären, wer eingeladen werden soll.
Herr W. ist stark eigeschränkt in/ bei… Kann kaum die Aktivität allein durchführen Umfassende Hilfestellung ist erforderlich.		Herr W. plant immer wieder, dass er zum Grab seiner Frau gehen möchte. Am entsprechenden Tag benötigt er Motivation und das Versprechen, dass man ihn nicht allein lässt.
Frau V. kann nicht allein zum Gottesdienst kommen.		Frau V. entscheidet sich erst nach mehrmaligen Erklärungen am Gottesdienst teilzunehmen, benötigt aber hierbei Begleitung, da sie sonst den Raum nicht selbst erreichen kann *»Unselbstständig:* *Die Person verfügt nicht über Zeitvorstellungen für Planungen über den Tag hinaus, auch bei Vorgabe von Auswahloptionen wird weder Zustimmung noch Ablehnung signalisiert.«*

5

* Ebd.

Interaktion mit Personen im direkten Kontakt

»Im direkten Kontakt mit Angehörigen, Pflegepersonen, Mitbewohnern oder Besuchern umgehen, Kontakt aufnehmen, Personen ansprechen, auf Ansprache reagieren.«[30] Gemeint ist hier der Kontakt mit Personen, die mit dem Betroffenen zur gleichen Zeit im gleichen Raum sind.

Tab. 52: Einträge zur Fähigkeit, mit Personen im direkten Kontakt zu interagieren*

Unangemessen	Fragen/Ursachenanalyse	Angemessen
		»Selbstständig: *Die Person kann die beschriebene Aktivität ohne personelle Hilfe durchführen.* *Überwiegend selbstständig:* *Umgang mit bekannten Personen erfolgt selbstständig, zur Kontaktaufnahme mit Fremden ist Unterstützung erforderlich z. B. Anregung, zu einem neuen Mitbewohner Kontakt aufzunehmen oder punktuelle Unterstützung bei der Überwindung von Sprech-, Sprach- und Hörproblemen.«*
Frau K. kann so gut wie keine Gespräche selbst führen.	Was ist eingeschränkt, was geht nicht? Welche Unterstützung und welcher Umfang werden erforderlich?	Frau K. nimmt von sich aus kein Gespräch mit anderen, für sie neuen Bewohnern auf, schaut diese nur an. Nach Anbahnen durch einen MA hält sie für kurze Zeit (5–10 Minuten) das Gespräch und antwortet dann auch sinnhaft.
Herr U. kann sich nicht mit anderen Menschen unterhalten.		Herr U. versteht aufgrund seiner Schwerhörigkeit andere Menschen nicht immer, benötigt dann »Übersetzung« oder Erklärung.

[30] Ebd.

Unangemessen	Fragen/Ursachenanalyse	Angemessen
		»Überwiegend unselbstständig: Die Person ergreift von sich aus kaum Initiative. Sie muss angesprochen oder motiviert werden, reagiert aber verbal oder deutlich erkennbar durch andere Formen der Kommunikation (Blickkontakt, Mimik, Gestik). Überwiegend unselbstständig ist auch eine Person, die auf weitgehende Unterstützung bei der Überwindung von Sprech-, Sprach oder Hörproblemen angewiesen ist.«
Frau I. zeigt Einschränkungen in der Gesprächsführung.	Welche Art von Einschränkungen bestehen? Was geht? Was geht nicht? Welche Art und welcher Umfang von Unterstützung sind geeignet? Was kann damit erreicht werden?	Frau I. spricht nie oder so gut wie nie andere Bewohner an, nimmt von sich keinen Kontakt zu anderen Menschen auf. Sie antwortet jedoch vereinzelt auf Fragen.
Herr G. lehnt Gespräche zeitweise ab.		Herr G. reagiert nur zeitweise auf ein Gesprächsangebot und erzählt dann. Häufig dreht er sich weg und geht.
Herr D. hat deutliche Einschränkungen, kann nur bedingt Gespräche selbst führen.		Herr D. kann verbal kein Gespräch mit anderen Bewohnern führen, kann aber mit Mimik und Gestik zeigen, was er möchte.
		»Unselbstständig: Die Person reagiert nicht auf Ansprache. Auch nonverbale Kontaktversuche, z. B. Berührungen führen zu keiner nennenswerten Reaktion.«

* AaO., S. 65f.

Kontaktpflege zu Personen außerhalb des direkten Umfelds

Gemeint sind *»bestehende Kontakte zu Freunden, Bekannten, Nachbarn aufrechterhalten, beenden oder zeitweise ablehnen. Dazu gehört auch die Fähigkeit, mit technischen Kommunikationsmitteln wie Telefon umgehen zu können z. B. Besuche verabreden oder Telefon- oder Brief- oder Mail-Kontakte.«*[31]

Tab. 53: Einträge zur Fähigkeit der Kontaktpflege zu Personen außerhalb des direkten Umfelds*

Unangemessen	Fragen/Ursachenanalyse	Angemessen
		»Selbstständig: Die Person kann die beschriebene Aktivität ohne personelle Hilfe durchführen. *Überwiegend selbstständig: Die Person kann planen, braucht aber Hilfe beim Umsetzen wie z. B. Erinnerungszettel bereitlegen oder Telefonnummern mit Namen oder mit Bild versehen, Erinnern und Nachfragen, ob Kontakt hergestellt wurde, oder Erinnern an Terminabsprachen. Pflegeperson wählt die Telefonnummer, die Person führt dann das Gespräch; oder die Person beauftragt die Pflegeperson, ein Treffen mit Freunden, Bekannten zu verabreden.«*
Frau Ö. ruft ihre Tochter nicht selbstständig an.	Wie stark ist die Einschränkung ausgeprägt und wie sieht diese konkret aus? Welche Handlungen werden durch die Betreuungskraft vorgenommen und mit welcher Wirkung?	Frau Ö. ruft ihre Tochter sonntags an, wenn sie daran erinnert wird.
Herr N. kann seine Tochter nicht anrufen.		Herr N. telefoniert sonntags mit seiner Tochter, wenn der Telefonkontakt durch Mitarbeiter hergestellt wurde.

[31] Ebd.

Unangemessen	Fragen/Ursachenanalyse	Angemessen
Frau V. kann sich nicht selbstständig unterhalten, bedingt durch ihre Sprachschwierigkeiten.		Frau V. trifft sich mit ihren Freundinnen mittwochs im Café, kann sich im Gespräch aufgrund der Sprachstörungen (kann keine Worte bilden) nicht selbstständig austauschen. Kontakt wird durch Betreuungskraft hergestellt, mögliche Aussagen von Frau V. vermittelt. Die Betreuungskraft deutet die Mimik und Gestik von Frau V, teilt den vermuteten Inhalt den Freundinnen mit, achtet auf abwehrende Handbewegungen von Frau V. (wenn sie etwas falsch gedeutet hat). *»Überwiegend unselbstständig: Die Kontaktgestaltung der Person ist eher reaktiv. Sie sucht von sich aus kaum Kontakt, wirkt aber mit, wenn beispielsweise die Pflegeperson die Initiative ergreift. Überwiegend unselbstständig ist auch, wer aufgrund von somatischen Beeinträchtigungen während der Kontaktaufnahme personelle Unterstützung durch die Bezugsperson, z. B. bei der Nutzung von Kommunikationshilfen (Telefon halten) oder bei der Überwindung von Sprech-, Sprach- oder Hörproblemen benötigt.«*
Frau F. beteiligt sich nicht im Gespräch.		Frau F. beteiligt sich nicht am Gespräch. Wird sie jedoch mit ihrem Vornamen angesprochen, reagiert sie und schaut ihren Gesprächspartner an.
Herr W. ist introvertiert, zieht sich zurück.		Herr W. zieht sich immer zurück, sucht nicht selbst Kontakt zu anderen Menschen. Bei Kontaktaufnahme durch die Betreuungskraft lässt er sich auf ein kleines Lied ein und singt mit. Dabei hält er die Hand der Betreuungskraft.

Unangemessen	Fragen/Ursachenanalyse	Angemessen
Frau Ö. hat deutliche Schwierigkeiten, sich im Gespräch zu verständigen.	Wie sehen die Einschränkungen konkret aus? Was geht nicht? Welche Maßnahmen zur Unterstützung/Kompensation werden von der Betreuungskraft angeboten/durchgeführt und mit welcher Wirkung?	Frau Ö. kann sich verbal nur sehr verwaschen mitteilen. Andere Bewohner verstehen Gesagtes im Kreis Vertellekes oft nicht. Gespräche sind nur durch Übersetzen und Erklären von Betreuungskraft möglich.
		»Unselbstständig: *Die Person nimmt keinen Kontakt außerhalb des direkten Umfeldes auf und reagiert nicht auf Anregungen zur Kontaktaufnahme.«*

* Ebd.

5.14 Formulierungshilfen zur Beschreibung von Körpersprache, Gesichtsausdruck, Atmung, Äußern von Lauten

Generelle Fragen

Wenn der Betroffene sich nicht selbst äußern kann, sind die Indizien, also die konkreten Signale, die sich beobachten lassen zu beschreiben. Die Signale oder Anzeichen werden erfasst, indem der Beobachtende seine Sinnesorgane einsetzt:

- Was sehe ich?
- Was höre ich?
- Was fühle ich mit meinen Händen (nicht mit meiner Seele)?
- Was rieche ich?
- Was schmecke ich?

Dann werden die beobachteten Signale im Zusammenhang mit der Situation betrachtet.

5.14.1 Aussagen zur Körpersprache/-haltung

Die Körperhaltung kann von verschiedenen Faktoren abhängig sein:

- Krankheiten und ihren Auswirkungen: z. B. starke Anspannung der Muskulatur bei Parkinsonerkrankung, schlaffe Körperseite mit Beugung zu einer Seite nach Schlaganfall, nach vorn gebeugtes Laufen, »Witwenbuckel« bei Osteoporose oder bei großer Müdigkeit nach langem Laufen bei Demenz, Schonhaltung bei Schmerzen.
- Wirkung von Medikamenten: Anzeichen schlaffer Körperhaltung bei Einnahme von Psychopharmaka, Schlafmitteln, Mitteln zur Muskelentspannung. 5
- Typenbedingte Haltung: Manche Menschen haben einen sehr aufrechten Gang mit durchgedrücktem Rücken, andere zeigen eher eine schlaffe Haltung.

Generelle Fragen:

- Entspricht die Haltung dem normalen Muster, allgemein oder für diesen Menschen?
- Sind beide Körperseiten symmetrisch (seitengleich?)
- Gibt es Unterschiede zu den verschiedenen Tageszeiten? (Morgens anders als mittags?)
- Kann die Körperhaltung durch bestimmte Angebote verändert werden?
- Werden Veränderungen durch erkennbare Faktoren ausgelöst?
- Führen die Veränderungen beim Betroffenen zu Leid oder setzt er diese sogar ein, um Leid zu lindern (z. B. Schonhaltung)?
- Welche Anzeichen zeigten sich konkret?
- In welcher Situation zeigten sich die Anzeichen?
- Was wurde unternommen, mit welcher Wirkung?

Tab. 54: Einträge zur Körpersprache/-haltung

Unangemessen	Fragen/ Ursachenanalyse	Angemessen
Frau K. wollte nicht an der Maßnahme teilnehmen. Frau K. lehnte dies oder jenes ab ...	Woran wurde die Ablehnung erkannt?	Frau K. zeigte eine angespannte Muskulatur im Bereich des Oberkörpers. Sie saß mit gerade durchgedrücktem Rücken auf der Stuhlkante, wirkte angespannt.
Frau L. wehrte sich heute bei der Gymnastik.		Frau L. zeigt eine angespannte Muskulatur in den Armen. Diese sind angewinkelt, die Hände zu Fäusten geballt.
Frau K. ist traurig.	Woran wurde erkannt, dass sie traurig war? In welcher Situation zeigte sich dies?	Frau K. sitzt mit hängenden Schultern und nach vorn geneigtem Kopf im Sessel, ihre Augen sind tränenfeucht.
Herr L. ist müde.	Woran wurde festgestellt, dass Herr L. müde war?	Herr L. sitzt mit dem Oberkörper schlaff zur rechten Seite über der Sessellehne. Zeigt keine Körperspannung, fällt schnell nach Aufrichten wieder zurück in diese Position, schließt die Augen.
Frau O. ist aggressiv.	Was wird hier als aggressiv verstanden?	Frau O. läuft mit geballten Fäusten, steile Falte zwischen den Augenbrauen, beschimpft fortlaufend Frau L.
Herr Ä. ist distanzlos.	Welches konkrete Verhalten wird hier als distanzlos bezeichnet?	Herr Ä. suchte den ganzen Morgen wiederholt Körperkontakt zu anderen Menschen, wollte von diesen in den Arm genommen werden. Erreichte er das, zeigte er einen entspannten Gesichtsausdruck und ein zufriedenes Lächeln. Zeitweise seufzte er auch zufrieden.
Frau W. ist aggressiv.	Welches Verhalten wird hier als aggressiv bezeichnet?	Frau W. zeigte wiederholt mit drohend ausgestrecktem Zeigefinger auf Person XY. Frau W. verschränkte die Arme vor der Brust als ich ... ... drehte sich weg, als ...

Unangemessen	Fragen/ Ursachenanalyse	Angemessen
Frau W. lehnt die Maßnahme XY ab.		Frau W. setzte sich zum Gedächtnistraining heute wiederholt so, dass sie mit dem Rücken zur Gruppe saß. Habe drei Mal versucht, sie einzubeziehen, indem ich sie bat, die Namen ihrer beiden Nachbarn im Stuhlkreis zu nennen. Sie sagte immer nur: »Geh weg…« … zog sich die Bettdecke heute immer wieder bis über beide Ohren, machte demonstrativ die Augen zu und stellte sich schlafend. Dieses Verhalten änderte sich auch nicht bei dem Angebot von X oder Y … reagiert mit geballten Fäusten, wenn …

5.14.2 Aussagen zur Atmung

Bei Veränderungen der Atmung ist immer die Pflegefachkraft zu informieren!

Die Atmung zählt zu den Körperfunktionen, die vegetativ reguliert, also in der Regel nicht vom Menschen bewusst gesteuert werden. Neben dieser automatischen Regulierung durch das Atemzentrum im Gehirn kann der Mensch aber auch bewusst seine Atmung verändern und bei Angst z. B. tief in den Bauch hineinatmen, um sich zu beruhigen. Dennoch liefert die Beobachtung der Atmung gerade bei Menschen mit Bewusstseinsveränderungen (z. B. Wachkoma) Erkenntnisse, mit denen der Zustand des Betroffenen oder die Wirkung von Maßnahmen eingeschätzt werden kann.

Generelle Fragen:

- Atmet der Betroffene gleichmäßig?
- Wird die Atmung bei der Anwendung bestimmter Maßnahmen schneller oder langsamer, tiefer oder oberflächlicher? (Ggf. Anzahl der Atemzüge pro Minute zählen.)
- Kann der Betroffene Probleme bei der Atmung benennen oder lassen sich diese beobachten?

Tab. 55: Einträge zur Atmung

Unangemessen	Fragen/ Ursachenanalyse	Angemessen
Frau K. ist unruhig.	Was wurde beobachtet? Wodurch entstand der Eindruck der Unruhe?	Frau K. atmete sehr schnell (ca. X Atemzüge in der Minute), wirkte dabei, als bekomme sie nicht genug Luft, PFK wurde informiert. Bei Frau K. war heute in der Situation XY ein brodelndes Atemgeräusch erkennbar. PFK wurde informiert
Herrn T. geht es schlecht.		Herr T. atmete immer zischend aus, spitzte dabei die Lippen.
Herr K. ist erkältet (dieses Anzeichen kann auch auf ein Lungenödem hinweisen). Herr K. ist erkältet (dieses Anzeichen kann auch bei bestimmten Herzerkrankungen, nach Verschlucken, bei allergischen Reaktionen o. a. Ursachen auftreten).	Welche Anzeichen wurden konkret beobachtet? Welche Anzeichen wurden konkret beobachtet?	Herr K. musste bei der Frühstücksrunde immer wieder husten. Als ich ihm sagte, er solle einmal tief durchatmen, hustete er ebenfalls. Ob er sich verschluckt hatte, ließ sich nicht erkennen. PFK wurde informiert.

Unangemessen	Fragen/ Ursachenanalyse	Angemessen
Frau H. zeigte abwehrendes Verhalten.		Frau H. wollte unbedingt heute ganz aufrecht im Bett sitzen. Als ich für eine entspannende Handmassage das Kopfteil auf 30 Grad stellen wollte, lehnte sie dieses ab. Sie könne nicht flach liegen. Dann hätte sie das Gefühl, sie bekäme nicht genug Luft. Habe die Handmassage im Sitzen durchgeführt. Frau H. entspannte sich dabei, die Atmung wurde tiefer und gleichmäßiger (x Atemzüge in der Minute).
Herr Z. war unruhig.		Herr Z. holte heute bei der Zeitungsrunde wiederholt ganz tief Luft. Auf meine Nachfrage meinte er, dass er das Gefühl habe, er bekomme nicht genug Luft. PFK wurde informiert.
Frau D. war stark verschleimt.		Bei Frau D. lief weniger Sekret aus der Trachealkanüle, nachdem ich eine ausstreichende (von der Schulter bis zur Hand) sanfte Streichmassage des Arms mit Lavendelöl (2 Tropfen auf 1 Liter) angewendet habe. Dauer der Anwendung 10 Minuten. Frau D. zeigte keine Anzeichen von Abwehr oder Stress. PFK wurde informiert.

5.14.3 Aussagen zum Gesichtsausdruck

Der Gesichtsausdruck (Mimik) unterliegt zum einen altersbedingten Veränderungen. So zeigen sich mit zunehmendem Alter häufiger Schlupflieder (die Oberlider hängen ein wenig herunter), was einen traurigen Eindruck verursachen kann und/oder hängende Mundwinkel mit gleichem Eindruck, Falten auf der Stirn, was den Eindruck von Strenge oder Zorn verursachen kann.

Unbewusst, d. h. ohne es zu merken, reagieren Menschen mit verschiedenen Signalen im Bereich von Mimik, Gestik (Sprache über Arme, Beine, Hände) und Körperhaltung. Dennoch können Menschen sich dieser Reaktionen bewusst werden und eine Fassade aufbauen (»Pokerface«)

Generelle Fragen:

- Wie wirkt der Gesichtsausdruck allgemein? (Konkrete Anzeichen)
- Verändert sich der Gesichtsausdruck während der Anwendung einer Maßnahme?
- Unterscheidet sich der Gesichtsausdruck, wenn der Betroffene sich unbeobachtet fühlt von Situationen, in denen er sich im Mittelpunkt fühlt?

Tab. 56: Einträge zu Mimik und Gestik

Unangemessen	Fragen/ Ursachenanalyse	Angemessen
Augen/Augenausdruck		
Frau K. sah abwehrend aus.	Welche Anzeichen wurden konkret beobachtet?	Frau K. zeigte einen angestrengten, angespannten und abwehrenden Gesichtsausdruck (hochgezogene Stirn, starrer Blick), als...
Herr L. sah ängstlich aus.		Herr L.'s Augen waren weit aufgerissen, er wirkte ängstlich/ängstlicher Ausdruck: schaute fragend und suchend umher, als wir... Herr L. kniff die Augen zusammen (mögliches Zeichen für Angst, Schmerzen, etwas nicht sehen wollen) als ich ihm den Besuchshund zeigte.
Frau P. war fröhlich.		Frau P. zeigte wiederholt einen lachenden Mund, ohne dass die Augen mitbeteiligt waren (Lächeln wirkte künstlich) in der Rätselrunde.
Herr H. schaute überheblich.		Herr H. zeigte einen verächtlichen Gesichtsausdruck (Mundwinkel heruntergezogen, Augenbrauen angespannt, Kopf leicht nach hinten verschoben), als ... passierte.

Unangemessen	Fragen/ Ursachenanalyse	Angemessen
Frau P. sah traurig aus.		Frau P. zeigte einen weinerlichen Gesichtsausdruck, Mundwinkel zuckten, als ich ihr sagte, dass Frau J. in dieser Nacht gestorben ist.
Herr C. war verunsichert.		Herr C. hatte einen fragender Gesichtsausdruck (Augenbrauen hochgezogen, Augen fragend geöffnet) Interessierter Gesichtsausruck (vergrößerte Pupillen, weit geöffnete Augen, suchender Blick, fokussierender Blick, Abtasten von Gegenständen oder Menschen). Starrer Blick (verlängertes Ansehen von Gegenständen oder Dingen, kaum Lidschluss) Schneller Lidschluss (Zeichen für Aufregung, Unruhe oder trockenes Auge). Zeigte ein lachendes Gesicht, Augen waren nicht beteiligt, als wir ... machten.
Mund/Mundwinkel		
Frau P. war traurig.	Welche Anzeichen wurden konkret beobachtet?	Frau P. hatte herunterhängende Mundwinkel (Zeichen für Traurigkeit, Ablehnung, Verachtung oder Alterszeichen – aufgrund nachlassender Hautspannung muss immer die der Gesamtheit der Mimik beobachtet werden), ließ den Kopf hängen, wirkte traurig. Ursache konnte nicht erfragt werden.
Herr K. zeigte Anzeichen des Sterbens.		Herr K. hatte hervortretendes, weißlich verfärbtes Mund-Nasen-Dreieck (zeigt sich wenige Stunden vor dem Tod). Hinweis: weißlich verfärbtes Mund-Nasen-Dreieck kann auch bei Schocksymptomen auftreten, z. B. wenn ein Medikamente nicht vertragen wird).
Herr X. hatte einen Schlaganfall. Achtung: Diagnosen dürfen nur vom Arzt benannt werden.		Herunterhängender Mundwinkel auf einer Seite (angeben, welche dies ist und ob zeitgleich Speichel herausläuft), lässt angereichte Getränke über den leicht geöffneten Mund/oder über den Mundwinkel herauslaufen. PFK wurde informiert.

5

Unangemessen	Fragen/ Ursachenanalyse	Angemessen
Nase		
Frau Ö. zeigte Ekel.	Welche Anzeichen wurden konkret beobachtet?	Frau Ö. rümpft die Nase, zieht die Oberlippe zur Nase (kann Zeichen von Unbehagen sein), wenn als Mittagessen passierte Kost gereicht wird.
Herr X. war erfreut beim Kaffeetrinken.		Herr X. schnupperte (hob dabei leicht den Kopf/schaute interessiert) und schnüffelte (kurze, vertiefte Atemzüge), versuchte den Geruch aufzunehmen, als er den frischen Waffelgeruch in der Cafeteria wahrnahm.

5.14.4 Aussagen zu geäußerten Lauten, anderen vokalen Auffälligkeiten

Insbesondere, wenn der Mensch sich nicht mehr zielgerichtet mit Worten äußern kann, wenn er Orientierungsstörungen hat, etwa bei einer Demenz (Betroffener weiß ggf. nicht mehr, wo er ist, oder hat Orientierungsstörungen in seinem Körper), können sich Auffälligkeiten im Bereich der Stimme zeigen. Es handelt sich hierbei um eine Art Selbststimulation: Wenn der Mensch z. B. summt, hört und spürt er sich. Ständiges oder wiederholtes Singen, Summen, Wehklagen oder andere Auffälligkeiten der Stimme können auch bei Ängsten auftreten

Immer sollte der Zusammenhang beschrieben werden: Wann zeigte sich welches Verhalten oder Signal?

Generelle Fragen:

- Ist das Verhalten biografisch erklärbar (gibt es bekannte Auslöser, Gewohnheiten, Vorlieben)?
- Tritt das Verhalten in der Anwendung bestimmter Maßnahmen auf oder zeigt es sich eher, wenn der Betroffene sich orientierungslos fühlt?
- Verändert sich das Verhalten, wenn best. Maßnahmen angewendet werden (konkret beschreiben, wie es sich verändert und bei welcher Maßnahme)

Tab. 57: Einträge hinsichtlich geäußerter Laute oder anderer vokaler Auffälligkeiten

Unangemessen	Fragen/ Ursachenanalyse	Angemessen
Herr Y. war fröhlich.	Welche Anzeichen wurden konkret beobachtet?	Herr Y. summte beim Singkreis vor sich hin (kein konkretes Lied erkennbar), hatte dabei einen fröhlich wirkenden Gesichtsausdruck.
Frau B. ist wütend.		Frau B. brummte, zeigte ein brummendes Einatmen bei der Maßnahme oder Situation XY.
Herr T. hatte Schmerzen.		Herr T. stöhnte, als ich ... machte, ... zeigte ein klagendes Weinen, ... seufzendes Einatmen, ... äußerte weinerlich immer wieder »Hu, Hu«, ... seufzte (wenn das Seufzen mit einem Wort einhergeht, auch dieses benennen), ... heulte auf ... (wenn das Heulen mit einem Wort einhergeht, dieses benennen), ... zeigte ein zufriedenes/oder belustigtes Kichern, ... machte einen (oder mehrere) schrille/n Schrei/e (»Oh«, »Ih« oder anderes), als ... geschah oder gemacht wurde.
Frau N. hatte Atemnot.		Frau N. hatte eine beschleunigte und oberflächliche Atmung, dabei groß aufgerissene Augen. Anzeichen von Atemnot an Pflegefachkraft gemeldet. Hinweis: Diese Atmung kann auch ein Zeichen für einen sekundären Krankheitsgewinn sein, mit dem Signal: »Sieh mich doch und kümmere dich!«)

Unangemessen	Fragen/ Ursachenanalyse	Angemessen
Herr S. war zufrieden.		Herr S, hatte einen zufrieden wirkenden Gesichtsausdruck, leichtes Lächeln, verschmitzt wirkende Augen, als ...
Frau Q. wollte auf sich aufmerksam machen.	Welche Anzeichen wurden konkret beobachtet? In welcher Situation zeigte sich dies? Welcher Gesamteindruck entstand?	Frau Q. schellte den ganzen Nachmittag (ca. sieben Mal), wollte immer Fenster auf-Fenster zu, Glas füllen, frisches Glas bringen, Zeitung aufheben ... Hinweis: Das kann auch Anzeichen von Schmerzen oder ggf. Ausdruck für Entsetzen oder Angst sein.

5.15 Neutrale Beschreibung – wertende Einträge vermeiden

Verhaltens- oder Zustandsbeschreibungen, die einen verallgemeinernden und stigmatisierenden Charakter haben, sind für den Betreuungsbericht ungeeignet. Exemplarisch seien hier genannt:

Der Betroffene

- ist aggressiv
- ist depressiv
- ist ungepflegt
- zeigt ein auffälliges Verhalten
- ist verwirrt
- ist unstet (Laufdrang/Weglauftendenz)
- ist anhänglich
- zieht sich zurück
- ist ängstlich
- ist unkooperativ

In allen Fällen bedarf es eher der Beschreibung von Beobachtungsergebnissen, die einen solchen Eindruck entstehen lassen.

Generelle Fragen:
- Was sagt oder zeigt der Betroffene konkret als Verhalten?
- In welcher Situation trifft dies zu?
- Lassen sich Ursachen erkennen, die zur Aussage oder zum Verhalten führte?
- Was wird unternommen und mit welcher Wirkung?

Wichtig **Aggression oder Selbstschutz?**

Prinzipiell ist immer zu prüfen, ob es sich z. B. um eine Aggressivität handelt oder ob der Betroffene ein Verhalten einsetzt, um sich selbst zu schützen oder um etwas abzuwehren, was nicht seinem Bedürfnis entsprach. Das Selbstbestimmungsrecht hat eine hohe Bedeutung und muss geachtet werden.

Hierbei wird deutlich, dass kaum einer der genannten Verhaltensweisen tatsächlich ein Problem darstellt. Lediglich bei körperlich übergreifenden Reaktionen oder wenn der Betroffene sexuelle Bedürfnisse zu erfüllen versucht, entsteht ein Problem. Dieses ist jedoch eher ein Problem des Pflegenden/der Betreuungskraft als ein Problem des Betroffenen (es zeigt sich vielmehr eine für diesen bestehende Defizitsituation).

Tab. 58: Einträge zu Verhaltensbeschreibungen

Unangemessen	Fragen/ Ursachenanalyse	Angemessen	Hinweis
… ist aggressiv.	Wie hat der Betroffene konkret reagiert? In welcher Situation/unter welchen Bedingungen hat er so reagiert? Wurde etwas unternommen? Wie hat er darauf reagiert? Wie hat sich sein Verhalten im Laufe des Tages gezeigt?	… schlug ihre Mitbewohnerin mit dem Stock, als diese … … beschimpfte mich heute Morgen mit den Worten: »Hau ab, Du blöde Kuh!« … riss während des Frühstücks drei Mal alles vom Tisch, schaute dabei mit einem zurückweisenden Blick und rief: »Du Blödmann!« … schrie: »Du Straßenhure«, als ich das Angebot XY durchführen wollte. … riss sich los, schlug nach mir, versuchte wegzulaufen, als … … erhob drohend die Stimme als …	Insbesondere nach dem Einzug ist es zu prüfen, ob der Betroffene nicht ein Recht auf Traurigkeit hat, ob er die neue Situation nicht erst einmal bearbeiten muss. Zudem sind die Begriffe »depressiv sein« oder »Depression« von »traurig sein« oder »Traurigkeit« zu unterscheiden. Die ersten Begriffe werden bevorzugt im Kontext pathologischer und ggf. sogar behandlungsbedürftiger Zustände verwendet, während die zweiten normalen menschlichen Reaktionen entsprechen und eher Zuwendung erfordern.
… ist depressiv. … zeigte ein depressives Stimmungsbild.		… weinte heute nach dem Mittagessen leise vor sich hin. … lehnte den Kontakt zu anderen Menschen mit den Worten: »Lass mich, ich will hier allein sein« ab, als … … zeigte kein Interesse am Angebot ein Bild auszumalen, blickte immer weg, schob das Blatt mit den Händen weg. … zog sich wiederholt in ihr Zimmer zurück, wurde dort drei Mal zwischen 09:00 und 12:00 Uhr aufgefunden.	

		... zeigte ein traurig wirkendes Gesicht, heruntergezogene Mundwinkel, als ... ... ließ bei der Gymnastikrunde alles über sich ergehen, ließ passive Übungen der Arme nach Standard 1c zu, übernahm jedoch keine eigene Übung nach Anleitung, zeigt dann keine Reaktion. ... zeigt keinen Appetit, isst nur ca. jeweils ¼ Brot, unabhängig vom Belag. Äußert auch keine Wünsche. ... möchte keine Bilder im Zimmer aufhängen, lehnt eine Gestaltung mit privaten Gegenständen ab, sagt: »Ich gehe sowieso bald wieder.«	
... ist ungepflegt.	Was wirkt konkret ungepflegt? Wurde eine Maßnahme angeboten? Wie hat der Betroffene darauf reagiert? Entspricht der Zustand seiner Biografie?	... hatte heute während des Mittagsessens Flecken auf der Kleidung, lehnte einen Wäschewechsel verbal ab (»Lass mich«). ... riecht nach Urin oder altem Schweiß, wirkt ungepflegt. ... hat lange, ungepflegte, weil schwarze Fingernägelränder. ... hat wiederholt Speisereste im Gesicht, wirkt ungepflegt. ... Zähne sind wiederholt mit einer dicken Schicht von Speiseresten behaftet, wirkt ungepflegt, unangenehmer Mundgeruch.	Hierbei ist immer zu bedenken, was unter »ungepflegt sein« zu verstehen ist. Hier hat jeder Mensch seinen eigenen Maßstab, den er im Rahmen der eigenen Sozialisation und Entwicklung angenommen hat. Es ist zu prüfen, ob der eigene Maßstab für den Bewertungsparameter »gepflegt« oder »ungepflegt« wirkt oder ob der beobachtete Zustand den biografischen Gewohnheiten des Betroffenen entspricht.

5

Unangemessen	Fragen/ Ursachenanalyse	Angemessen	Hinweis
			Zudem sollte immer genau beschrieben sein, wie sich das »Ungepflegt-Sein« beim Betroffenen zeigt, welche Indizien dafür sprechen, damit der Eindruck nicht auf den Menschen in seiner Ganzheit übertragen wird. Bei Anzeichen von Ungepflegt-Sein, die in den Bereich der Pflege gehören, sollte vor dem Eintrag mit der zuständigen Pflegefachkraft gesprochen und gemeinsam überlegt werden, ob die Betreuungskraft den Eintrag vornehmen soll oder ob sich die Pflegefachkraft zunächst selbst einen Eindruck verschaffen oder den Eintrag incl. einer Begründung selbst übernehmen möchte.
... zeigt ein auffälliges Verhalten.	Was ist konkret auffällig? Ist es anders als sonst oder nur anders als bei anderen Menschen? Kommt der Betroffene mit seiner »Besonderheit« alleine gut zurecht und fordert keine Hilfe an oder sucht er Unterstützung?	... reagierte heute im Gegensatz zu ihrem sonstigen Verhalten so und so ... ... lief von 13:00–14:50 Uhr auf dem Flur unruhig hin und her (wenn der Betroffene sonst schläft). ...hat heute nur ca. ein Achtel ihrer normalen Portion gegessen« (wenn sie sonst immer ein oder zwei ganze Scheiben Brot isst). ... ist heute immer wieder vom Stuhl in der Wohnküche an ihrem Platz aufgestanden. Einen Grund konnte sie nicht nennen.« (wenn sie sonst ruhig sitzen bleibt).	Ein auffälliges Verhalten wird immer als eine Abweichung vom sonstigen Verhalten erfasst und erkannt. Daher ist immer die Abweichung zu beschreiben. Nur so lässt sich erkennen, auf welchen Bereich der Aktivitäten sich diese bezieht, wie die Abweichung sich zeigt und welches Ausmaß sie hat. Bestimmte, als auffällig festgestellte Verhaltensmerkmale werden auch in der Begutachtung zur Feststellung des Pflegegrades geprüft.

	Welche Maßnahme wurde angeboten oder vom Betroffenen gesucht? Welche Reaktion zeigte sich?	... fragte heute zwischen 14:00 und 16:00 Uhr vier Mal nach ihrer Mutter: Wann diese endlich käme? Diese ist seit 18 Jahren verstorben. ... meinte heute Nacht, dass die Nachtschwester sie umbringen will, erzählte heute Morgen ganz aufgeregt davon. Habe Sie gefragt, warum sie dies glaubt. Sie berichtete, dass ...(wenn sonst keine Halluzinationen auftreten).	Hierbei muss eine konkrete Angabe zur Häufigkeit des Auftretens sowie die Notwendigkeit, Art und Wirkung der Hilfestellung erkennbar sein. Ein Betroffener, der selbst seine Auffälligkeit oder sein Problem kompensieren und allein bewältigen kann, erhält keine anzurechnenden Punkte.
... ist verwirrt.	In welchem Bereich zeigte der Betroffene Anzeichen von Desorientierung? Wie zeigte sich die Orientierungsstörung konkret? Wann, zu welchem Zeitpunkt oder wie lange zeigte sich die Desorientierung? Hat der Betroffene ein Problem damit oder nur seine Umgebung?	... hat sich heute mehrere Schichten Kleidung übereinander angezogen (situative Desorientierung). ... fragte wiederholt (drei Mal) wie spät es sei, dachte es wäre schon Nacht (zeitliche Desorientierung): »Das ist wichtig. Die Pflanzen brauchen Wasser und wenn ich mich nicht kümmere, gehen sie ein.« ... hat heute ihre Tochter nicht erkannt, dachte, diese sei die Nachbarin (personale Desorientierung). ... sagte beim Blick in den Spiegel auf dem Flur: »Nehmen Sie diesen fremden Mann weg, der schaut mich immer so böse an« (personale Desorientierung). ... fand heute wiederholt den Speiseraum nicht. Kam zu allen Mahlzeiten und fragte: »Wo soll ich hin?« (räumliche Desorientierung).	Auch hierbei ist immer zu beschreiben, in welcher Hinsicht der Betroffene verwirrt ist und wie sich die angenommene Verwirrung genau zeigt. Auch sollte die Betreuungskraft stets nach ursächlichen Faktoren forschen, denn das erste Beispiel, in dem die Betroffene mehrere Schichten Kleidung übereinander angezogen hat, kann auch ein Hinweis darauf sein, dass ihr kalt war, dass sie einen Infekt entwickeln wird, oder dass die Temperatur im Zimmer für sie in ihrer Inaktivität zu niedrig ist. Für die Betreuungskraft scheint die Reaktion der Betroffenen auf den ersten Blick unverständlich, da ihr selbst ggf. aufgrund der körperlichen Aktivität eher zu warm ist.

Unangemessen	Fragen/ Ursachenanalyse	Angemessen	Hinweis
… ist unstet/ Hin- und Her Laufen/Lauftendenz.	Welche Form von Unruhe/Lauftendenz zeigte sich? Welches Ziel hatte der Betroffene (wollte er weg oder irgendwo hin?) Wann zeigte sich das Phänomen? Welche Bedingungen lösten ggf. das Phänomen aus? Welche Maßnahme wurde angeboten? Welche Wirkung zeigte das Angebot? Wie verlief das Phänomen weiter?	… suchte unruhig wiederholt nach Beschäftigung/Aktivität, kramte alle Spiele im Gemeinschaftsraum von links nach rechts, fragte wiederholt: »Was soll ich machen?« … stand wiederholt/ständig vom Stuhl (ca. 10 Mal zwischen 8:00 und 12:00 Uhr) auf, läuft dann mit unruhigem Blick hin und her … zeigte Anzeichen von innerer Unruhe und gesteigertem Antrieb, blieb nicht länger als 1 Minute auf einem Stuhl sitzen, sprang sofort wieder auf und lief scheinbar ziellos herum. … läuft bis zur vollständigen Erschöpfung auf dem Wohnbereichsflur hin und her. Auch auf Nachfrage, ob sie nicht ein kurzes Päuschen machen wollte, läuft sie einfach weiter. Es ist unklar, ob sie die Frage versteht. … läuft seit drei Tagen bei der Maßnahme X bis zu Y Mal weg. … kann sich nicht länger als (angeben welche Zeit) mit etwas beschäftigen, steht dann auf und läuft weg. … versucht wiederholt (ca. alle 10 Minuten) vom Stuhl aufzustehen, trotz vorhandener Steh- und Gehunfähigkeit.	Zunächst ist zu hinterfragen, ob das Verhalten bzw. die Aktionen des Betroffenen überhaupt ein Problem ist. Wenn der Betroffene hierbei z. B. eine höhere Ausgeglichenheit, Zufriedenheit oder ein Wohnbefinden zeigt oder dieses angibt und gleichzeitig aus dem Verhalten keine weiteren Probleme entstehen werden (z. B. Sturzgefahr durch Auftreten einer körperlichen Überforderung), handelt es sich nicht um ein Problem des Betroffenen sondern eher um einen Zustand der die Betreuungskräfte beunruhigt oder stört.

… zieht sich zurück.	Wie zeigt sich das Zurückziehen konkret? Tritt es zu bestimmten Tageszeiten auf oder zeigt es sich kontinuierlich? Welche Bedingungen können das Zurückziehen auslöser (z. B. Reizüberflutung?) Welche Maßnahmen wurden angeboten? Wie reagierte der Betroffene auf die Angebote? Welcher Verlauf zeigte sich?	… wirkte wiederholt in sich gekehrt (reagiert weder mit Mimik noch mit Gestik bei Ansprache), schaut immer nur aus dem Fenster und wirkt mit ihren Augen ganz weit weg. … läuft nach den Mahlzeiten immer in sein Zimmer. Dort wird er dann auf dem Bett liegend vorgefunden. Eine Ursache ist unklar. … kann keine Fragen beantworten. … blieb trotz dreimaliger Frage, ob sie nicht zur Gruppe kommen wollte, in ihrem Zimmer, konnte keinen Grund nennen, warum sie bleiben wollte. … lehnte Angebote der Betreuung ab (Bingo, Vertellekes und Vorlesen als Einzelangebot). Auch später wurden die Angebote (Vorlesen, gemütliche Abendrunde) abgelehnt: »Ach, lass man …« … lässt das Essen ohne Motivation einfach stehen, rührt nichts an, sagte ständig, dass sie in ihr Zimmer wolle. Auch Alternativangebote (Obst, Pudding) wurden nicht angenommen. … macht einen traurigen Eindruck (Kopf hängend, Mundwinkel und Augen weinerlich wirkend), nimmt wenig Anteil an seiner Umgebung (schaut auch nicht hin, wenn man ihm Gegenstände zeigt)	Es handelt sich hierbei um ein Verhalten, welches zunächst die Betreuungskräfte nicht offensichtlich fordert. Dennoch müssen die Reaktionen des Betroffenen genauso beachtet und durch entsprechende Ursachen analysierende Maßnahmen erforscht werden. Dieses bedeutet jedoch nicht, dass die Reaktion in jedem Fall durch entsprechende behebende, lindernde oder kompensierende Maßnahmen behoben werden müssen.

5

Unangemessen	Fragen/ Ursachenanalyse	Angemessen	Hinweis
		... »verkroch« sich heute im Vormittagsbereich drei Mal in ihr Bett, Embryonalhaltung, reagierte nicht auf Absprache. ... sucht von sich aus keinen Kontakt mehr zu anderen Bewohnern, saß mit hängendem Kopf, geschlossenen Augen im Tagesraum. Beteiligte sich nicht an der Unterhaltung. Reagiert auch nicht auf Ansprache (»Wollen Sie nicht mit mir kommen. Wir machen dies und das. Das finden Sie doch sonst immer so schön.«) ... antwortete nicht auf Ansprache, auch nicht als ich sie mit ihrem Vornamen ansprach. ... wollte nach eigener Aussage heute nach dem Mittagsessen den Speiseraum (oder einen anderen Gemeinschaftsraum) möglichst schnell verlassen (»Jetzt lass mich endlich gehen!«)	
... ist ängstlich.	Wie äußerte/zeigte sich die Ängstlichkeit (Aussage oder konkret Mimik, Gestik, Verhalten beschreiben)?	... zeigt eine ängstliche Mimik, unruhige Augen, suchender Blick wenn ... (oder immer?) ... schreckt schnell zusammen, wenn ..., erschrockener Gesichtsausdruck. ... suchte wiederholt den Kontakt zu ..., sprach sie direkt an, ob diese helfen könnte, hat dabei einen ängstlichen Gesichtsausdruck.	Angst ist ein innerliches, d. h. im Menschen sich entwickelndes und auch nur dort sich befindendes Problem. In der Kranken- und Verhaltensbeobachtung lassen sich lediglich die äußerlich erkennbaren Anzeichen der Angst oder die geäußerte Problematik erkennen.

	In welcher Situation oder unter welchen Bedingungen zeigte sich die Angst? Was wurde angeboten? Wie hat der Betroffene reagiert? Welcher Verlauf zeigte sich weiterhin?	... zeigte Anzeichen von Unruhe (beschreiben, wie sich diese konkret zeigt) in Situationen, die für ihn/sie nicht einzuschätzen sind (z. B. wenn mehrere oder unbekannte Menschen in den Raum treten). ... lehnte die selbstständige Durchführung der Maßnahme X ab, gibt Angst vor ... an. ... rief heute zwischen 10:00 und 12:00 Uhr ca. 10 Mal nach einem/r Mitarbeiter/In, traut sich ... nicht zu. ... äußerte Angst zu haben vor ... Auf meine Frage, warum sie Angst davor habe, konnte sie keinen Grund nennen: »Weiß auch nicht ...« ... sagte: »Ich habe Angst, wenn (oder vor ...) ... schreit/weint seit einer Woche bei der und der Maßnahme oder in der und der Situation. Ursache ist nicht erkennbar.	
... ist unkooperativ.	Aufgrund welcher Phänomene/Anzeichen wurde der Betroffene als unkooperativ eingeschätzt? In welcher Situation und bei welchem Vorgehen zeigte sich das Verhalten?	... lehnte die Maßnahme x ab (konkret beschreiben, wie er ablehnte ...). Auf meine Frage, warum er nicht wolle, meinte er: »Das ist doch alles Kinderkram.« Weitere Angebote wie Kegeln, Stammtisch lehrte er ebenfalls ab. Auf meine Frage, ob es denn irgendetwas geben könne, was er gerne macht, sagte er: »Nein, lass mich in Ruhe ...«	Der Begriff »unkooperativ« wird abgeleitet vom lat. operare = handeln. Hier bedeutet er: fehlendes Mithandeln. In der Bewertung eines »unkooperativen« Handelns sind folgende Fragen kritisch zu beleuchten: • kann der Betroffene den Sinn der von mir eingeleiteten Maßnahme erfassen und entsprechend mit handeln

5

Unangemessen	Fragen/ Ursachenanalyse	Angemessen	Hinweis
	Lag die Ursache im Verhalten des Mitarbeiters oder in der Gestaltung des Angebotes (unzureichende Bedürfnissicherung?) Konnte das Verhalten aufgrund eines Angebotes verändert und die Bereitschaft zur Zusammenarbeit eingeholt werden?	... arbeitete gegen mich an und versuchte ihre eigene Vorstellung durchzusetzen (konkret beschreiben, wie sie dagegen arbeitet und ggf. wogegen). ... versuchte, während des Kegelns den Raum zu verlassen: »Der Bus kommt gleich.« Er ließ sich auch nicht vertrösten, dass später ein anderer Bus kommt. Habe ihn dann gehen lassen. ... beschimpfte mich während der Maßnahme X, ich solle sie in Ruhe lassen. Konnte auf Nachfrage keinen Grund benennen. Auch Alternativangebote wie Rätselraten, Singen lehnte sie ab. ... nahm meine Ratschläge, das Brötchen selbst zu schmieren, nicht an, führt gefährdendes Verhalten weiter durch (z. B. sticht mit dem Messer weiter in Richtung des Tischnachbarn.) Meinen Hinweis, er könnte diesen verletzen, nahm er ohne Regung entgegen, setzte sein Verhalten fort. Das Messer wurde ihm abgenommen, was er ohne Kommentar geschehen ließ.	• hat der Betroffene die Motivation, die von mir vorgeschlagene oder bereits eingeleitete Maßnahme ebenfalls durchzuführen? • verfolgt der Betroffene ggf. andere Ziele, die aus seiner Sicht (und im Hinblick auf seine Biografie, Vorlieben, Abneigungen, Gewohnheiten) durchaus realistisch und verständlich erscheinen? • Ist es möglich, dass die angebotene und vom Betroffenen abgelehnte Maßnahme eher auf den Vorstellungen, Werten und Normen der Pflege-/Betreuungskraft basiert, diese gewissermaßen eher für diese wichtig sind?

… ist anhänglich.	Welches Verhalten zeigte sich genau? In welcher Situation zeigte es sich? Zeigt es sich eher nur bei einem oder wenigen Mitarbeitern oder tritt das Verhalten generell auf? Was wurde unternommen? Wie hat der Betroffene auf das Angebot reagiert?	… sucht wiederholt Kontakt zu anderen Bewohnern, spricht diese an oder berührt sie am Kopf und streichelt sie, erkennt nicht, wenn diese sich gestört fühlen, bedrängt diese weiter. … läuft wiederholt/ständig hinter den Betreuungskräften (mir) hinterher, akzeptiert nicht, wenn ich sage, dass ich mich jetzt auch um andere Betroffene kümmern muss, scheint den Inhalt meiner Aussage nicht zu verstehen, schaut mich mit einem ratlosen Blick an. … ruft wiederholt nach X (Namen nennen). … sucht wiederholt Körperkontakt, möchte nach eigener Aussage gestreichelt und geküsst werden, weint, wenn ich ihr sage, dass ich das nicht möchte. … ruft immer wieder: »Komm doch mal zu mir« (auch wenn ich eine halbe Stunde bei ihm gesessen habe). … zieht mich in den Betreuungsangeboten immer wieder an sich (oder versucht es). … sucht ständig das Gespräch, möchte gelobt werden: »Wie mache ich das?« – »Ist das gut so?« … hält meine Hände fest, wenn ich nach einer Maßnahme (unabhängig davon, welche) gehen möchte.	Zunächst einmal ist zu klären, was unter »anhänglich« zu verstehen ist. Grundsätzlich gibt es hier individuelle Unterschiede, d. h. das, was der einzelne Mensch an Nähe und Distanz als angenehm oder unangenehm empfindet, variiert. Auch gibt es kulturelle Unterschiede. Die Anzahl der Körperkontakte pro Stunde ist in südeuropäischen Ländern ca. zehn Mal größer als in England.

6 Neue Qualitätsprüfungen durch den MDK ab 2019 – die Ergebnisqualität zählt

Künftig sollen andere Qualitätsprüfungen in den stationären Pflegeeinrichtungen erfolgen. Nicht mehr die Prozessqualität, sondern Ergebnisse sollen geprüft und bewertet werden. Hierbei wird überprüft, ob der Betroffene auch weiterhin in den verschiedenen Bereichen selbstständig geblieben ist und ob keine Schäden wie z. B. ein Sturz, ein Dekubitus, also Wundliegegeschwür, aufgetreten ist. Auch die Anzahl an freiheitsentziehenden Maßnahmen soll als Bewertungsmaßstab für die Qualität in der Einrichtung gesehen werden.

Im Rahmen der Betreuung wird z. B. geprüft, ob der Betroffene seine Kompetenzen im Bereich der Fragen zu Modul 6 aus der BRi erhalten konnte (▶ Kap. 5.13.4).

Fazit **Der Blick auf die Selbstständigkeit**

Es wird verstärkt darum gehen, den evaluierenden, also auswertenden Blick auf die Frage zu lenken: Hat sich der Betroffene verändert und abgebaut oder konnte es mit unseren Maßnahmen gelingen, seine Ressourcen und Selbstständigkeit zu erhalten?

Hat nun ein Betroffener einen Teil seiner Kompetenzen verloren, muss die Frage gestellt werden, welche Gründe wirksam waren und ob der Abbauprozess mit einem veränderten Maßnahmenplan wieder umgekehrt werden oder zum Stillstand kommen.

Deshalb ist es so wichtig, dass Ihr Betreuungsbericht schriftliche Hinweise zum Zustand, zu Veränderungen oder zum erhaltenen positiven Zustand eines Betroffenen gibt! Nur so lässt sich ein Vergleich zwischen dem Zustand, der vor einem festgelegten Zeitraum, laut Prüfrichtlinie: vor sechs Monaten, bestand!

7 Der prüfende Blick: die Evaluation

Definition **Evaluation**

Evaluation bedeutet so viel wie Bewertung, Kontrolle oder etwas bewerten. In der Evaluation wird bewertet, ob die geplanten Maßnahmen weiterhin als geeignet angesehen werden und ob sie weiterhin durchgeführt werden sollen. Der bewertende Blick wird hierbei auf das in der Planung beschriebene oder wenigstens gedachte und angestrebte Ziel gelegt.

Generelle Fragen:

- Hat sich die geplante und durchgeführte Maßnahme bewährt? Hat der Betroffene diese angenommen?
- Führt sie zur Zufriedenheit oder zu sonstigen angestrebten Zielen? Woran ist dies erkennbar (Selbstaussage oder beobachtete Indizien?) Konnte z. B. die Selbstständigkeit des Betroffenen erhalten werden?
- Soll die Maßnahme auch in Zukunft weiter durchgeführt werden? Oder erscheint eine andere Maßnahme oder eine andere Form der Maßnahme eher sinnvoll? Wenn die Selbstständigkeit im Vergleich zum Zeitraum vor sechs Monaten abgenommen hat, sollten Sie prüfen, ob mit anderen Maßnahmen noch einmal eine umfangreichere Selbstständigkeit erreicht werden kann.
- Welche Begründung gibt es, wenn eine andere Maßnahme durchgeführt werden soll?
- Wird ggf. auch eine Maßnahme weiter durchgeführt, obwohl sie nicht zur absoluten Zielerreichung führte? Welche Begründung gibt es hierfür?

(z. B. wenn es keine andere Maßnahme mit besserer Wirkung gibt oder weil der Betroffene sie weiterhin wünscht?)

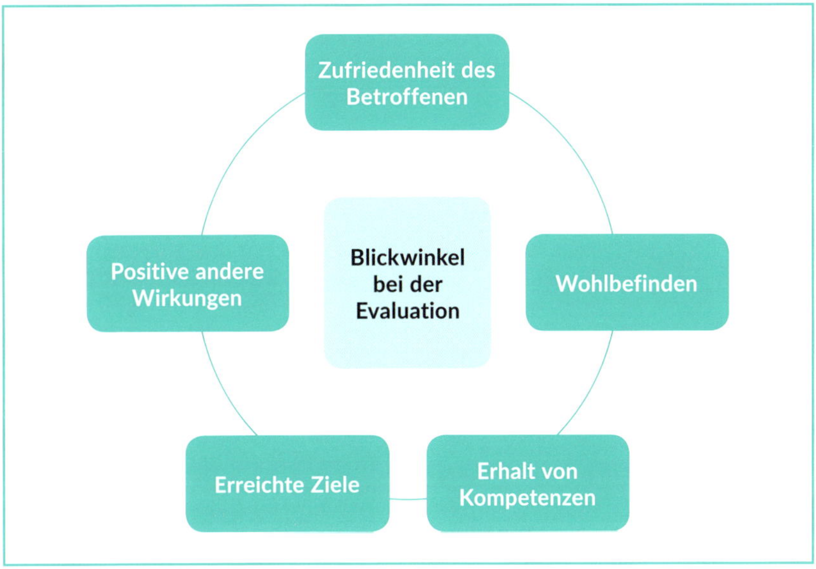

Abb. 9: Evaluation der Betreuung.

Tab. 59: Einträge zur Evaluation von Maßnahmen

Unangemessen	Fragen/Ursachenanalyse	Angemessen
Maßnahme XY wird weiterhin durchgeführt	Warum wird die Maßnahme weiterhin durchgeführt? • Weil das Ziel XY erreicht wurde • Weil es keine andere geeignete Maßnahme gibt • Weil der Betroffene eine andere angebotene Maßnahme ablehnt • Weil die Maßnahme den biografischen Vorlieben des Betroffenen entspricht	Die Handmassage mit Rosenöl wird weiter durchgeführt, weil sie bei Frau K. zur Entspannung führt. Die Handmassage mit Rosenöl wird bei Frau K. weiter durchgeführt, weil zurzeit keine andere Maßnahme bekannt ist, die zur Entspannung führt Die Handmassage wird weiter durchgeführt, weil Frau K. andere Maßnahmen zur Einzelbetreuung ablehnt (Spiele, Vorlesen, Singen). Die Handmassage wird weiter durchgeführt, weil Frau K. den Rosenduft nach Aussage ihres Mannes immer schon mochte (biografische Vorliebe).

Unangemessen	Fragen/Ursachenanalyse	Angemessen
Maßnahme wird abgesetzt oder geändert.	Warum wird die Maßnahme abgesetzt? • weil der Betroffene sie ablehnt • weil die Maßnahme zu anderen oder neuen Problemen führt • weil der Betroffene in die Sterbesituation eingetreten ist und nun andere Ziele wichtiger sind Was wird stattdessen geplant und angewendet?	Das Vorlesen von Kurzgeschichten wird abgesetzt, weil Frau K. nach eigener Aussage keine Betreuung wünscht, ihre Ruhe haben möchte. Das Vorlesen der Kurzgeschichten wird abgesetzt, weil sich Anzeichen von Unruhe zeigen (Frau K. nestelt dann über der Bettdecke, kann ihre Abneigung nicht äußern). Das Vorlesen der Kurzgeschichten wird abgesetzt, weil Frau K. im Sterben liegt. Es werden jetzt Gebete vorgelesen, bei denen Frau K. Anzeichen von Ruhe zeigt (gleichmäßige Atmung).
Ziele sind erreicht. Hinweis: Die Evaluation dient auch der Klärung, ob die angestrebten Ziele erreicht wurden.	Welche Ziele wurden erreicht? Woran wird die Zielerreichung erkannt? Wie weitgehend wurden die Ziele erreicht? Können noch höhere Ziele (z. B. in der Rehabilitation) erreicht werden oder bleibt das vorhandene, jetzt erreichte Ziel als Erhaltungsziel weiter bestehen?	Entspannung durch das Aromabad mit Lavendel wurde erreicht, Frau P. atmet dort gleichmäßiger und langsamer, Muskulatur zeigt Entspannung. Maßnahme wird fortgesetzt. Mobilität konnte gesteigert werden; Herr C. läuft nun mit Betreuungskraft vom Zimmer zum Speiseraum. Höheres Ziel scheint zurzeit nicht realistisch (nach Klärung mit PFK). Ziel bleibt daher erhalten. Frau K. belegt das von der Betreuungskraft mit Butter geschmierte Brötchen selbst. Ein höheres Ziel will Frau K. nach eigener Aussage nicht erreichen. Sie habe ihr Leben lang gearbeitet, nun sei ein bisschen Verwöhnung schon angemessen.

8 Kurz, knapp und eindeutig: der Telegrammstil

Der Schreibstil verschiedener Mitarbeiter ist sehr unterschiedlich und hängt auch von deren Vorerfahrungen und Vorlieben ab. Berichtseinträge dienen dazu, den Leser der kommenden Schichten schnell, kurz und bündig zu informieren. Zu lange Einträge haben hier den Nachteil, dass der Leser am Ende eines Berichtseintrages ggf. schon nicht mehr weiß, was er zu Beginn gelesen hat. Auch ist es deutlich schwerer, den Zusammenhang zu erkennen, wenn Einträge viel Ballast im Sinne von überflüssigen Textteilen haben.

Empfehlungen:

- Nicht jeden Satz beginnen mit »Frau K.« Es reicht, die einzelnen Satzteile aneinander zu hängen.
- Füllende Anteile vermeiden, wie z. B.: »Daraufhin sagte sie...«, »Dann machte ich...«
- Ausschmückende Satzanteile unterlassen.

Generelle Fragen:

- Was ist wirklich wichtig?
- Welche Fakten müssen unbedingt in den Eintrag?
- Was ist überflüssig und führt nur zu einem langen Eintrag ohne Gewinn?

Tab. 60: Einträge im Telegrammstil

Unangemessen	Angemessen
»Frau K. kam mir heute unruhig wirkend entgegen. Als ich zum Frühdienst kam, lief sie schon auf dem Flur umher, immer wieder von einem Ende des Gangs bis zum anderen. Sie hatte dabei einen unruhigen Gesichtsausdruck, was sich darin zeigte, dass sie weit aufgerissene Augen hatte, schnelle Kopfbewegungen zeigte und mit ihren Armen hin und her fuchtelte. Nachdem ich meinen Mantel aufgehängt hatte, ging ich zu ihr und fragte sie, was sie hätte. Sie konnte aber keine Aussage machen und lief einfach weiter. Als ich sie zum Frühstück rief: »Kommen Sie Frau K. Es gibt Frühstück, das mögen Sie doch gerne«, ließ sie sich von mir zum Speisesaal begleiten und nahm dort ihr Frühstück ein, ohne dass sie Anzeichen von Unruhe zeigte.	8:00 Uhr: Anzeichen von Unruhe, ständiges Umherlaufen auf dem Wohnbereichsflur, unruhiger Gesichtsausdruck, weit aufgerissene Augen, unruhig umherblickende Kopfbewegungen, Fuchteln mit den Armen. Konnte auf Nachfrage keine Ursache benennen. Nach Einladung zum Frühstück war Begleitung in den Speisesaal möglich, aß dort ihr Frühstück, zeigte keine Unruhe.
Herr F. wollte heute zwischen 9:00 und 14:00 Uhr wiederholt das Haus verlassen. Er sagte immer wieder, dass er zu seiner Wohnung müsse. »Da weiß doch keiner, ob das Wasser abgesperrt ist und jetzt, wo der Winter kommt, muss man die Anlage belüften. Sonst platzt das Rohr.« Ich konnte ihn nicht beruhigen. Selbst als ich ihm sagte, dass sein Sohn immer wieder nach dem Rechten schauen und dabei sicherlich auch das Rohr belüften würde, ließ er sich nicht beirren und wollte weiter das Haus verlassen. Bin dann mit ihm ein Stück zu seinem Haus gegangen. Nach etwa fünf Minuten habe ich ihn dann abgelenkt und ihn zurück zum Heim geleitet. Mittags zeigte er diese Wünsche dann nicht mehr.	Zwischen 9:00 und 14:00 Uhr sieben geäußerte Wünsche zu seinem Haus zu gehen (Rohre müssten entlüftet werden). Jeweils Beruhigungsversuche (sein Sohn kümmert sich) wirkungslos. Begleitung für fünf Minuten in Richtung Haus, erfolgreiche Ablenkungsversuche und Begleitung zurück zur Einrichtung. Mittags keine erneut geäußerten Bedürfnisse dieser Art.
Habe heute bei Frau Z. in der Einzelbetreuung eine Handmassage mit Rosenöl durchgeführt. Dauer: 10 Minuten. Habe hierbei immer die Hände in Richtung Fingerspitzen massiert. Frau Z. zeigte Anzeichen von Entspannung. Sie atmete gleichmäßiger, hatte die Augen geschlossen und seufzte zwischendurch.	Einzelbetreuung: 10 Min. beruhigende Handmassage mit Rosenöl nach Standard (QM B. 51.5) mit beruhigender Wirkung durchgeführt (atmete gleichmäßiger, hatte die Augen geschlossen und seufzte zwischendurch entspannt).

9 Wann Sie Pflegefach- oder Leitungskräfte informieren sollten

Das Handlungsfeld der Mitarbeiter der Sozialen Betreuung bezieht sich auf das Angebot und die Durchführung von Maßnahmen, die der Beschäftigung, Aktivierung, Reaktivierung und Betreuung von Menschen beziehen. Außerdem gestalten Sie als Betreuungskraft Situationen, in denen Menschen zusammen sein und gemeinsam Aktivitäten nachgehen können.

In der Betreuungskräfterichtlinie von 2016 ist geregelt, dass es die Zielsetzung des verbesserten Betreuungsangebotes und damit die Aufgabe der Betreuungskräfte ist, » in fachlicher Absprache mit den Pflegekräften und den Pflegeteams die Betreuungs- und Lebensqualität von Pflegebedürftigen in stationären Pflegeeinrichtungen zu verbessern.[32]« Hier wird entsprechend nicht von zwei separat handelnden Berufsgruppen ausgegangen, sondern von einer intensiven Kooperation.

Art und Umfang der Handlungen, die die Betreuungskräfte selbst entscheiden und gestalten können, sind in der Regel in den Stellenbeschreibungen bzw. in den Leitlinien oder Verfahrensanweisungen des Qualitätsmanagement-Handbuchs geklärt. Es ist daher immer sinnvoll, dort auch die Möglichkeiten und Grenzen des eigenen Handelns zu klären. Auch in Gesprächen mit den Mitarbeitern der Sozialen Betreuung lassen sich die Rahmenbedingungen der eigenen Kompetenz prüfen und festlegen.

[32] Richtlinien nach § 53 C SGB XI zur Qualifikation und zu den Aufgaben von zusätzlichen Betreuungskräften in stationären Pflegeeinrichtungen (Betreuungskräfte-RL) vom 19. August 2008 in der Fassung vom 23. November 2016, S. 3

Daneben gibt es aber auch Situationen und Bereiche, in denen die Betreuungskraft in jedem Fall die Pflegefachkraft oder Schichtleitung informieren und die Informationsweitergabe dokumentieren muss:

- Gefährdungssituationen beim Betroffenen, die akut aufgetreten sind oder die sich aktuell anders oder in einem anderen Ausmaß zeigen. Hier muss die Pflegefachkraft prüfen, ob gehandelt werden muss und welche Handlungen angemessen oder richtig erscheinen.
- akute Veränderungen in den Reaktionen des Betroffenen (▶ Kap. 3.1.2): Handelt es sich um geringfügige Veränderungen, reicht ein Eintrag im Bericht. Reagiert der Betroffene aber komplett anders als sonst, muss die Pflegefachkraft informiert werden, wenn es nicht allein am Angebot liegt.
- akut neu auftretende Probleme, Einschränkungen
- Bedürfnisse oder Wünsche des Betroffenen, die nicht im Rahmen der eigenen Handlungskompetenz erfüllt werden können.
- Schmerzäußerungen, Schilderungen des Betroffenen, dass er gestürzt war oder Hinweise zu anderen akuten Veränderungen und Gefährdungen.
- vom Betroffenen geäußerter Wunsch, sterben zu wollen oder Selbstmordgedanken (▶ Kap. 3.5)
- forderndes Verhalten: Alle Formen von Abwehr wie Beißen, Kratzen, Treten, verbale Abwehr wie Schreien, Schimpfen o. a. (▶ Kap. 3.1), wenn dies nicht in einem unmittelbaren Zusammenhang mit dem Betreuungsangebot zu stehen scheint. Ebenso sind hier Informationen zu bisher versuchten Maßnahmen und deren Wirkungen zu nennen.

Vorgehen in Gefährdungssituationen beim Betroffenen, die akut aufgetreten sind oder die aktuell sich anders oder in einem anderen Ausmaß zeigen.

Wichtige Fragen:

- Welche Gefährdung zeigt sich konkret? Was macht die Gefährdung aus?
- Wurde ggf. schon selbst eine Maßnahme angeboten?
- Wer wurde informiert?
- Wurden ggf. schon erste Handlungsschritte selbst eingeleitet oder angewendet?
- Wenn ja, welche Wirkung zeigten diese?

Tab. 61: Einträge in Gefährdungssituationen

Unangemessen	Angemessen
Frau P. ging es heute schlechter. Pflegefachkraft wurde informiert.	Frau P. fühlt sich nach eigner Aussage heute müde und kraftlos. Sie wisse nicht, was los sei. Pflegefachkraft wurde informiert.
Herr X. war sturzgefährdet. Pflegefachkraft wurde informiert.	Herr X. zeigte heute um 10:00 Uhr Anzeichen einer Sturzgefährdung. Er lief mit tippelnden Schritten und nach vorn gebeugtem Oberkörper über den Wohnbereich. Wehrte Begleitung ab: »Lass mich – das kann ich allein.« Pflegefachkraft wurde informiert. Der Neurologe sei über das Phänomen schon informiert
Frau W. hatte starke Schluckbeschwerden beim Frühstück, verschluckte sich mehrfach am Brötchen. Pflegefachkraft wurde informiert wurde.	Frau W. biss immer große Bissen von ihrem Brötchen ab, kaute diese nicht richtig, verschluckte sich und lief zeitweise blau an. Brötchen gegen eine Tasse Puddingsuppe ausgetauscht, die Frau W. aß. Schluckbeschwerden hier eindeutig geringer, kein Verschlucken mehr aufgetreten. Pflegefachkraft wurde informiert.

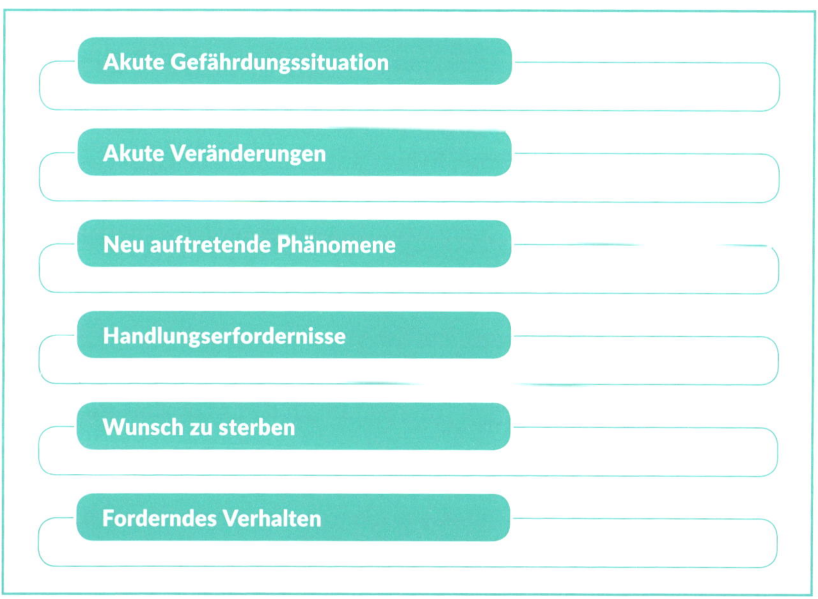
Akute Gefährdungssituation
Akute Veränderungen
Neu auftretende Phänomene
Handlungserfordernisse
Wunsch zu sterben
Forderndes Verhalten

Abb. 10: Information an die Pflegefachkraft.

Ob die von der Betreuungskraft festgestellten Veränderungen oder Anlässe, zu denen sie die Pflegefachkraft informiert, direkt von ihr im Bericht beschrieben werden sollen oder ob sich die Pflegefachkraft zunächst selbst einen Überblick verschaffen will, ist im gemeinsamen Gespräch zu klären.

Vorteile, wenn die Betreuungskraft direkt selbst dokumentiert:

- Der Eintrag kann zeitnah vorgenommen werden, die Erinnerung an das Ereignis oder an die Beobachtung ist noch nicht verzerrt.
- Beobachtender und Eintragender sind hier eine Person: es gibt keine Übertragungs- oder Interpretationsfehler durch Weitergabe an Andere.
- Die Betreuungskraft kann sich an die Situation erinnern, in der eine Beobachtung gemacht wurde oder ein Ereignis auftrat. Die Beschreibung solcher Situationsbedingungen und Zusammenhänge kann hilfreich sein, wenn später die Ursache analysiert wird.
- Die Betreuungskraft kann ggf. eingesetzte Handlungen, angebotene Alternativen oder Kompromisshandlungen direkt dokumentieren, wodurch ein prozesshaftes Handeln erkennbar ist.

Nachteile, wenn die Betreuungskraft selbst direkt dokumentiert:
Die Nachteile ergeben sich daraus, dass die Kompetenz und der eigenständige Handlungsspielraum der Betreuungskraft auf ihre Rolle und ihre beruflich-formale Qualifikation begrenzt sind. Sie darf nur entscheiden und handeln im Rahmen der erfolgten Ausbildungsinhalte (auch dann, wenn sie sich selbst ein umfangreiches Wissen angeeignet oder vor ihrer Tätigkeit als Betreuungskraft in einem anderen Beruf gearbeitet hat). Die aktuelle Stellenbeschreibung ist relevant.

- Der Eintrag zu Schmerzen oder anderen medizinischen Phänomenen löst eine Handlungskette aus, die sofort umgesetzt werden muss, wozu der Betreuungskraft die Kompetenz fehlt (z. B. Schmerzanalyse, Anlage eines Schmerzprotokolls, ggf. Information an den Arzt, Umsetzung bereits festgelegter Maßnahmen).
- Die Pflegefachkraft fühlt sich von der Betreuungskraft vorgeführt, liest den Bericht ggf. mit dem Appellohr (Schulz von Thun): »Du hast etwas übersehen, was ich dir jetzt sagen muss und das und das solltest du jetzt tun…« Dieses Vorgehen löst nicht selten Konflikte aus.

- Der Berichtseintrag enthält ggf. formale Fehler, die der Betreuungskraft nicht auffallen, weil sie nicht weiß, worauf es ankommt. So kennt sie ggf. nicht alle notwendigen Informationen, die erforderlich sind, um einen Schmerzzustand zu beschreiben (z. B. Schmerzort, Schmerzart, Schmerzstärke, auslösende, verstärkende und lindernde Faktoren, bisherige Wirkung von Medikamenten). Sie schreibt ggf. »Frau K. hatte heute Morgen schlimme Schmerzen.« Ein solcher Eintrag ist auch für die Kommunikation mit dem Arzt unzureichend.
- MDS 2016: In den Qualitätsprüfungen nach § 114ff SGB XI für den stationären Bereich wird überprüft, ob die Mitarbeiter entsprechend ihrer Qualifikationen eingesetzt sind. Beschreibt nun die Betreuungskraft ihre Beobachtungen zu medizinischen Phänomenen, könnte dies zur Fehleinschätzung beim Gutachter führen. Insbesondere, wenn dann keine gleichartigen oder nachprüfenden Einträge von der Pflegefachkraft vorgenommen werden, entsteht der Eindruck, dass die Betreuungskraft für das Schmerzmanagement zuständig ist.

Die hier aufgezeigten Beschreibungen können sicherlich nur als Beispiele gelten. Sie sollen Ihnen einen Einblick verschaffen, wie es gelingen kann, Einträge so zu formulieren, dass der Andere, der später den Bericht liest, auch den Inhalt der Einträge nachvollziehen und verstehen kann.

Sprache ist jedoch auch immer individuell. Letztlich gilt die Regel, dass eine Beschreibung so erfolgen muss, dass der Andere sie versteht. Die Wege zu diesem Ziel sind vielfältig und können daher auch individuell genutzt werden.

Und wie steht es schon in dem Buch »der kleine Prinz« von Antoine de Saint Exupéry »Die Sprache ist der Urquell aller Missverständnisse«.

Literatur

Ambrosy H, Löser AP (2006): Entscheidungen am Lebensende Patientenverfügungen im Pflegealltag aus juristischer und pflegerischer Sicht. Schlütersche Verlagsgesellschaft, Hannover.

Becker Ebel J, Behrens C, Davids G, Rödinger N, Schwermann M Sitting HB, Wichmann Cm(2012): Palliative Care in Pflegeheimen. 3. Aufl., Schlütersche Verlagsgesellschaft, Hannover.

BMG (Bundesministerium für Gesundheit, Emanzipation, Pflege und Alter) (2006): Rahmenempfehlungen zum Umgang mit herausforderndem Verhalten bei Menschen mit Demenz in der stationären Altenhilfe. Berlin.

BMG (Bundesministerium für Gesundheit, Emanzipation, Pflege und Alter): Gesetz zur Verbesserung der Hospiz- und Palliativversorgung in Deutschland (Hospiz- und Palliativgesetz – HPG) (1.12/2015).

Bundesministerium für Familie, Senioren, Frauen und Jugend/Bundesministerium für Gesundheit (2015): Charta der Rechte hilfe- und pflegebedürftiger Menschen. Berlin. 2. Auflage.

Bundesministerium für Gesundheit (2007): Rahmenempfehlung zum Umgang mit herausforderndem Verhalten bei Menschen mit Demenz in der stationären Altenhilfe. Berlin.

Bundeszentrale für gesundheitliche Aufklärung (BZgA) (2001): Was erhält Menschen gesund? Antonovskys Modell der Salutogenese- Diskussionsstand und Stellenwert. Band 6. Kön. Bundeszentrale für gesundheitliche Aufklärung

Collier I, McCash K, Bartram J (1998): Arbeitsbuch Pflegediagnosen. Urban & Fischer, Wiesbaden.

DNQP (Deutsches Netzwerk zur Qualitätssicherung in der Pflege): Expertenstandard Umgang mit Menschen mit Demenz

DNQP (2013): Sturzprophylaxe in der Pflege. 1. Aktualisierung 2013. Osnabrück.

GKV-Spitzenverband (2016): Richtlinien nach § 53c SGB XI zur Qualifikation und zu den Aufgaben von zusätzlichen Betreuungskräften in stationären Pflegeeinrichtungen (Betreuungskräfte-RI) vom 19. August 2008 in der Fassung vom 23. November 2016.

Hecker T, Krebs EM, Molderings S, Rasek J (2017): Praxisratgeber: die strukturierte Informationssammlung (SIS®). Richtig fragen – kompetent dokumentieren. Schlütersche Verlagsgesellschaft, Hannover.

Hellmann S (2013): Soziale Betreuung und Alltagsgestaltung. Transparenzkriterien erfolgreich umsetzen. Bestnoten beim MDK erzielen. Schlütersche Verlagsgesellschaft, Hannover.

Hillewerth K: Pflegeberichte – ein unzuverlässiges Instrument. http://www.pflegenet.com/wissen/facharbeiten/pflegeberichte.html.

König J (2017): Das neue Begutachtungsinstrument. Feststellung der Pflegebedürftigkeit durch den MDK: gezielt vorbereiten souverän meistern. Schlütersche Verlagsgesellschaft, Hannover.

Löser AP (2004): Pflegekonzepte nach Monika Krohwinkel. 2. Aufl., Schlütersche Verlagsgesellschaft, Hannover.

Löser AP (2008): Pflegekonzepte in der stationären Altenpflege. Leicht und sicher selbst erstellen. Schlütersche Verlagsgesellschaft, Hannover.

Löser AP (2014): Der Sterbende entscheidet. Hannover. Altenpflege 10/14. S. 3437.

Löser AP (2014): Pflegeplanung in der Palliativpflege. Schlütersche Verlagsgesellschaft, Hannover.

Löser AP (2015): Eine andere Art von Pflege. www.altenpflege-online.net. Dossier S. 8–13.

Löser AP (2016): Palliative Care: Das passende Konzept erstellen und umsetzen. Hannover. Schlütersche

Löser AP (2017): Pflege- und Betreuungsberichte endlich professionell schreiben. Tipps und Vorschläge für Mitarbeiter in stationären Altenpflegeeinrichtungen. Schlütersche Verlagsgesellschaft, Hannover.

Medizinischer Dienst der Spitzenverbände der Krankenkassen e.V. (Hrsg.) (2005): Grundsatzstellungnahme Pflegeprozess und Dokumentation. Handlungsempfehlungen zur Professionalisierung und Qualitätssicherung in der Pflege. Essen.

MDS & GKV (2017): Richtlinien des GKV-Verbandes zur Feststellung der Pflegebedürftigkeit nach dem XI. Buch des Sozialgesetzbuches (Begutachtungsrichtlinien - BRI) vom 15.04.2016, geändert durch Beschluss vom 31.03.2017.

Messer B (2004): Tägliche Pflegeplanung in der Altenhilfe. 2. Aufl., Schlütersche Verlagsgesellschaft, Hannover.

Möhler R (2015): Interventionen zur Vermeidung und Reduktion von freiheitsentziehenden Maßnahmen in der stationären Altenpflege: Herausforderungen bei der Synthese komplexer Interventionen. Pflege 2015, 28: 181–182

Saint-Exupery A (1991): Man sieht nur mit dem Herzen gut. Herder Verlag, Freiburg i. Breisgau.

Siebert H (2000): Didaktisches Handeln in der Erwachsenenbildung. Didaktik aus konstruktivistischer Sicht. 3. Auflage. Ziel Verlag, Neuwied.

Steinkamp N, Gordijn B (2005): Ethik in Klinik und Pflegeeinrichtung. Ein Arbeitsbuch. 2. überarb. Auflage. Neuwied. Köln, München. Luchterhand.

Student C (2013). www.difpc. Recherche am 20.12.2013. 8.45

Weiß C (2000): Professionell dokumentieren. Beltz Verlag, Weinheim und Basel.

WTG (Wohn- und Teilhabegesetz) NRW, Fassung vom 24.02.2012.

Register